Stefan Frädrich

Günter, der innere Schweinehund, wird schlank

AF642689

Stefan Frädrich

Günter,
der innere Schweinehund,
wird schlank

Ein tierisches Diätbuch

Illustriert

von Timo Wuerz

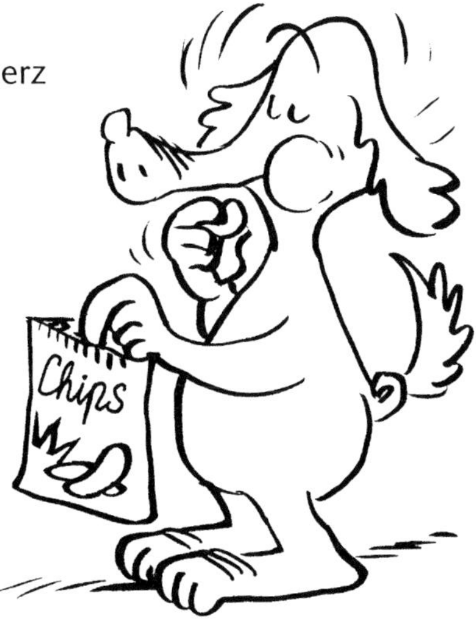

GABAL

Externe Links wurden bis zum Zeitpunkt der Drucklegung des Buches geprüft. Auf etwaige Änderungen zu einem späteren Zeitpunkt hat der Verlag keinen Einfluss. Eine Haftung des Verlags ist daher ausgeschlossen.

Bibliografische Information der Deutschen Nationalbibliothek

Die Deutsche Nationalbibliothek verzeichnet diese Publikation in der Deutschen Nationalbibliografie; detaillierte bibliografische Informationen sind im Internet unter http://dnb.d-nb.de abrufbar.

ISBN 978-3-89749-584-8

Lektorat: Christiane Martin, Köln
Umschlaggestaltung: +malsy Kommunikation und Gestaltung, Willich
Illustrationen: Timo Wuerz, Hamburg
Satz und Layout: Das Herstellungsbüro, Hamburg, www.buch-herstellungsbuero.de
Druck und Bindung: Salzland Druck, Staßfurt

13. Auflage 2024
© 2006 GABAL Verlag GmbH, Offenbach

Alle Rechte vorbehalten. Vervielfältigung, auch auszugsweise, nur mit schriftlicher Genehmigung des Verlages.
Der Verlag hält sich das Text- und Data-Mining nach § 44b UrhG vor, was hiermit Dritten ohne Zustimmung des Verlages untersagt ist.

Wir drucken in Deutschland.

www.gabal-verlag.de
www.gabal-magazin.de
www.facebook.com/Gabalbuecher
www.twitter.com/gabalbuecher
www.instagram.com/gabalbuecher

PEFC-zertifiziert
Dieses Produkt stammt aus nachhaltig bewirtschafteten Wäldern und kontrollierten Quellen
www.pefc.de
PEFC
PEFC/04-31-2251

Der schlaue Spruch, bevor es losgeht:

Man ist niemals zu schwer für seine Größe,
aber man ist oftmals zu klein für sein Gewicht.

Gert Fröbe

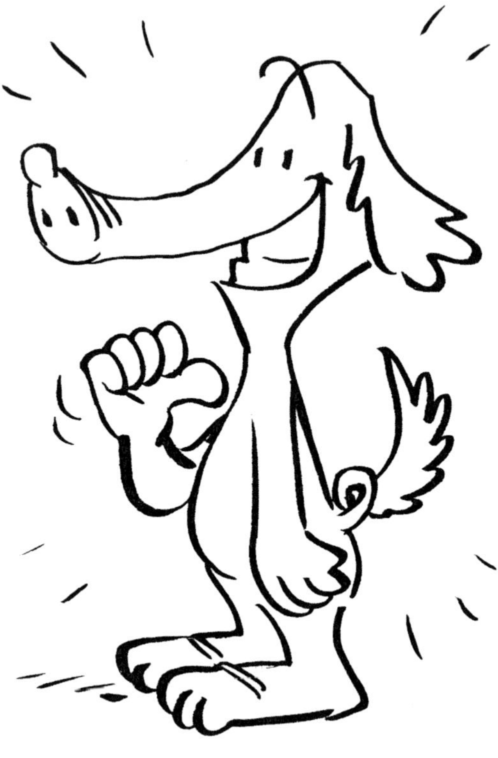

Günter ist dein innerer Schweinehund. Er lebt in deinem Kopf und gibt dir oft falsche Ratschläge.

1. Günter, der innere Schweinehund

Das ist Günter. Günter ist dein innerer Schweinehund. Er lebt in deinem Kopf und bewahrt dich vor allem Übel dieser Welt. Immer wenn du etwas Neues lernen willst oder dich mal anstrengen musst, ist Günter zur Stelle: »Lass das sein!«, sagt er dann oder »Mach das doch später!«, rät er dir. Und wenn du mal vor einer spannenden Herausforderung stehst, erklärt dir Günter gerne: »Das schaffst du sowieso nicht!« Günter ist nämlich furchtbar faul. Und weil er denkt, dass du genauso schweinehundefaul bist wie er, will dich Günter vor unnützer Mühe beschützen. Ist das nicht nett von ihm?

Günter gibt dir also den ganzen Tag lang Ratschläge: »Leg dich aufs Sofa, das ist so gemütlich!« oder »Iss eine Pizza, die schmeckt so lecker!«. Dumm nur, dass Günter dabei nur kurzfristig denkt, denn was langfristig gut ist, interessiert ihn nicht. Daher sind seine Tipps auch oft falsch – zum Beispiel wenn du dich ständig schlapp fühlst oder eigentlich zu dick bist. Also verhindern Günters Ratschläge manchmal, dass du das Richtige tust: wie etwa Sport treiben oder lieber einen Salat essen. Schade!

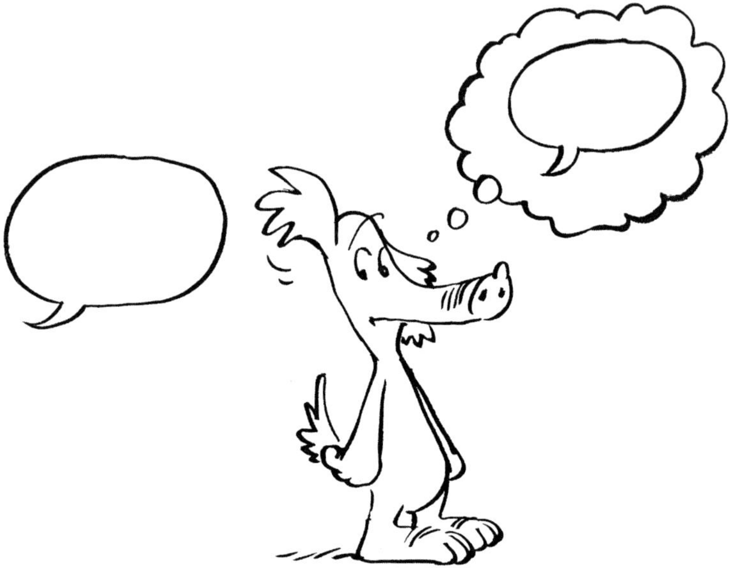

Günters Ratschläge stammen oft von anderen Leuten.

2. Günters Gedanken

Günter liegt dir ständig in den Ohren: »Streng dich nicht an!«, »Gönn dir mal was!« oder »Mach das doch morgen!«. Und schon bald nimmst du lieber den Aufzug statt der Treppen, stapelt sich auf deinem Schreibtisch uralter Papierkram und schiebst du wichtige Entschlüsse vor dir her: Rauchen aufhören? »Jetzt noch nicht!« Ein klärendes Gespräch führen? »Warte noch ein bisschen!« Schon wieder zu viel Geld ausgegeben? »Man gönnt sich ja sonst nichts!« Günter kann ganz schön lästig sein.

Vielleicht fragst du dich nun, woher Günter eigentlich wissen will, was gut für dich ist. Ganz einfach: von anderen Leuten! Weil Schweinehunde nämlich zu faul zum Selber-Denken sind, plappern sie gerne nach, was andere ihnen vorplappern. Und es gibt sehr viele, die Günter bereits mit ihren Ansichten gefüttert haben: zum Beispiel Partner, Kinder, Freunde und Kollegen. Oder Geschwister, Großeltern und Eltern, Tanten und Onkels. Oder Lehrer, Vorgesetzte, Medien und die Werbung. Also berät dich Günter oft mit Sprüchen, die eigentlich von anderen stammen: »Sport ist Mord!«, »Der Appetit kommt beim Essen!« oder »Morgen ist auch noch ein Tag!«.

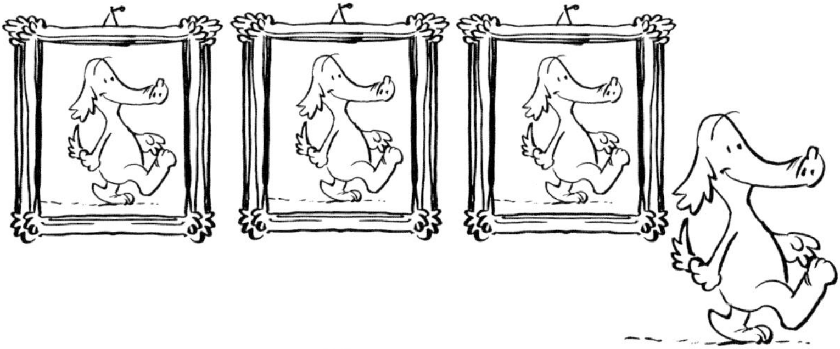

Günter tut, was
er immer schon
tut. Neues lernt
er dabei nicht.

3. Günters Gewohnheiten

Schweinehunde sind zudem Gewohnheitstiere. Was sie sich einmal angewöhnt haben, wollen sie nicht mehr verändern. Also bist du oft so im Trott, dass du andauernd das Gleiche tust: Du hängst zu häufig vor der Glotze herum, bestellst immer das gleiche Nudelgericht und verschiebst Sport grundsätzlich auf den nächsten Tag. Dadurch ist dein Leben so, wie Günter es gerne haben will: sehr, sehr gemütlich. Und sobald du mal etwas anders machen willst, protestiert dein innerer Schweinehund: »Ein Buch lesen? Du spinnst wohl!«, »Etwas Unbekanntes essen? Schmeckt sowieso nicht!« und »Bewegung? Nicht mit mir!«.

Auf diese Weise sammelst du kaum neue Erfahrungen und lernst nichts Wichtiges mehr dazu. Dabei weißt du oft genau, was du eigentlich besser machen könntest und welche neuen Gewohnheiten dir ganz gut täten. Doch obwohl du sehenden Auges in manches Problem hineinschlitterst, übt sich Günter gerne im Beschwichtigen: »Den Schreibtisch aufräumen? Ja, sicher! Wenn mal Zeit dafür ist …«, »Offen sein für Neues? Klar! Aber beim Alten weißt du, was du hast …« und »Fünf Kilo weniger? Das wäre schön! Doch so dick bist du auch wieder nicht …«. Und schon wieder hat Günter gewonnen …

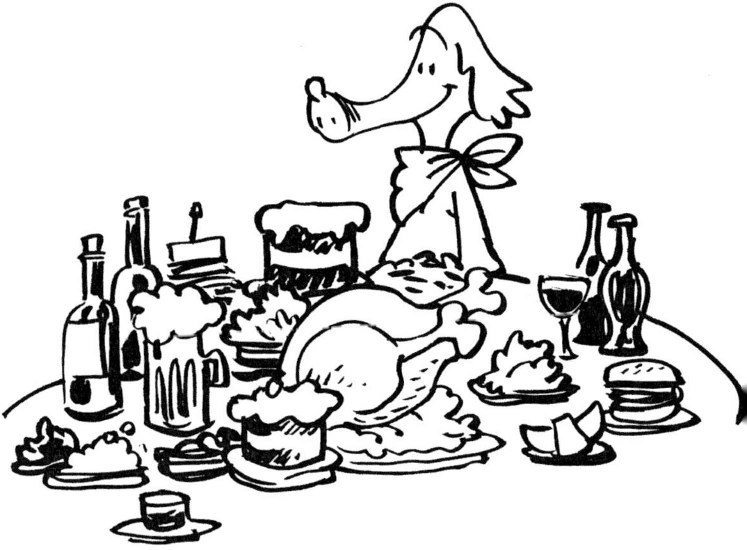

Günter isst zu gut
und zu viel.

4. Günter isst gerne

Günter ist also ein gutgläubiges Gewohnheitstier. Und das bringt so manche Probleme mit sich. Zum Beispiel beim Essen und Trinken. »Essen und Trinken? Lecker!« Sofort fängt Günter zu träumen an: von prall gedeckten Tischen mit üppigen Buffets. Von herrlichen Frühstückscroissants und Kaffee mit Milchschaum. Von saftigen Steaks mit Folienkartoffeln. Von Keksen, Schokoriegeln und Bonbons. Von Cola, Limonade oder Apfelschorle. Von Currywurst mit Pommes frites und literweise Bier. »Wunderbar!«, denkt Günter – und irrt sich gewaltig. Denn Essen und Trinken mag zwar Spaß machen, ist aber oft alles andere als gut …

»Wo ist das Problem?«, wundert sich Günter. »Wer gut und viel isst, wird groß und stark!« Nicht ganz: Denn wer »zu gut« und »zu viel« isst, wird weder groß noch stark, sondern nur dick und krank. Weil Günter aber übers Essen schon viel Blödsinn gehört hat, nervt er dich gerne mit unsinnigen Sprüchen: »Man gönnt sich ja sonst nichts!«, »Was auf den Tisch kommt, wird gegessen!« oder »Einmal ist keinmal!«. Und schon greifst du herzhaft zu, obwohl du dich eigentlich öfter zurückhalten solltest …

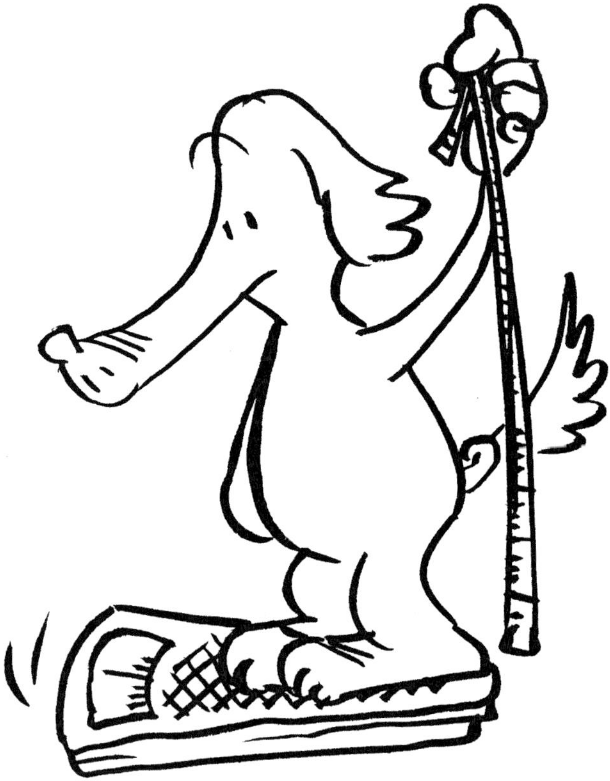

Body-Mass-Index = BMI

= Körpergewicht in kg : (Körpergröße in m)²

5. Günters Gewicht

»Zurückhaltung beim Essen? Ach was! Lieber etwas auf den Rippen haben als ein Hungernagel sein.« Ja, ja: Manche halten sogar Übergewicht für normal. »Es gibt Dickere als dich!«, erklärt ihnen Günter dann und mästet sich weiter. Andere wiederum, die sich für zu dick halten, sind in Wirklichkeit zu dünn. Trotzdem sind sie ständig am Hungern, denn Günter erzählt ihnen: »Iss nicht so viel!« Doch wann hat Günter Recht und wann hat er Unrecht? Zum Glück kann man Schweinehunde-Ansichten manchmal objektivieren, gerade beim Thema Ernährung und Gewicht! Denn darüber haben sich schon viele Wissenschaftler schlaue Gedanken gemacht.

Also nimm dir erst mal Waage und Meterstab und miss nach, wie groß und wie schwer du bist. Und dann rechne aus, ob dein Gewicht gut für dich ist. Das geht mit einer kurzen mathematischen Formel, die man »Body-Mass-Index« nennt – oder auch einfach nur »BMI«. Deinen BMI erfährst du, wenn du dein Körpergewicht (in Kilogramm) durch das Quadrat deiner Körpergröße (in Metern) teilst: Also angenommen, du bist 80 Kilo schwer und 1,75 Meter groß, dann rechnest du 1,75 mal 1,75 und teilst 80 durch das Ergebnis. Und schon erhältst du deinen persönlichen BMI von 26,1! Rechnung klar? Noch mal zum Mitschreiben: $80 : (1{,}75)^2 = 26{,}1$.

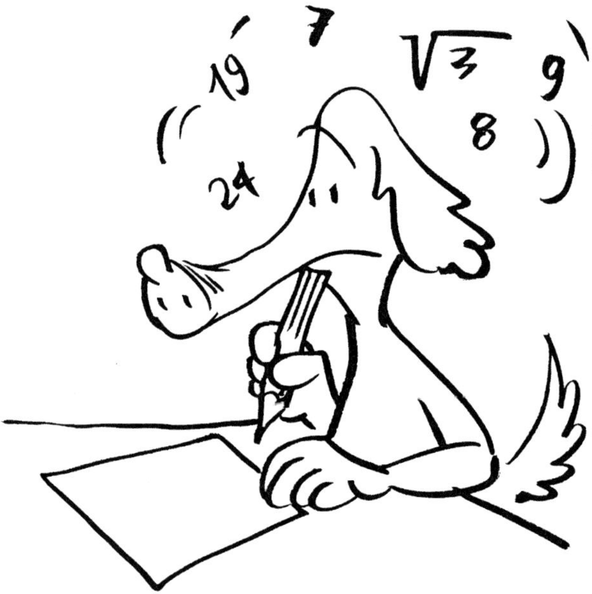

Frauen haben ihr Normalgewicht
bei einem BMI von 19 bis 25,
Männer bei 20 bis 24.

6. Das Normalgewicht

»Pfui, Mathe!«, motzt Günter. »Wozu soll das gut sein?« Ganz einfach: So kann man bestimmen, ob das eigene Gewicht zu hoch, zu niedrig oder genau richtig ist. Frauen haben ihr Normalgewicht zwischen den BMI-Werten 19 und 25, ein leichtes Übergewicht zwischen 25 und 30 und ab 30 eine Fettsucht. Bei Männern liegt das Normalgewicht zwischen 20 und 24, ein leichtes Übergewicht zwischen 24 und 30 und darüber beginnt ebenfalls die Fettsucht. Und wenn der BMI unter 19 liegt, haben sowohl Männer als auch Frauen Untergewicht! Alles klar?

»Kapiere ich nicht ...«, sagt Günter. »Wie wäre es mit ein paar Beispielen?« Aber sicher: Eine Frau, die 1,70 Meter groß ist, erreicht ihren minimalen BMI von 19 bei 55 Kilogramm ($19 = 55 : [1{,}7]^2$) und ihren maximalen BMI von 25 bei 72 Kilogramm ($25 = 72 : [1{,}7]^2$). Also sollte sie minimal 55 und maximal 72 Kilogramm wiegen. Darunter ist sie zu leicht, darüber zu schwer. Und ein Mann mit einer Größe von 1,80 Metern sollte etwa 65 bis 78 kg schwer sein.

Übrigens: Bei uns in der westlichen Wohlstandswelt ist etwa die Hälfte aller Erwachsenen übergewichtig (BMI > 25) und mindestens jeder Zehnte sogar fettsüchtig (BMI > 30). Fette Überraschung!

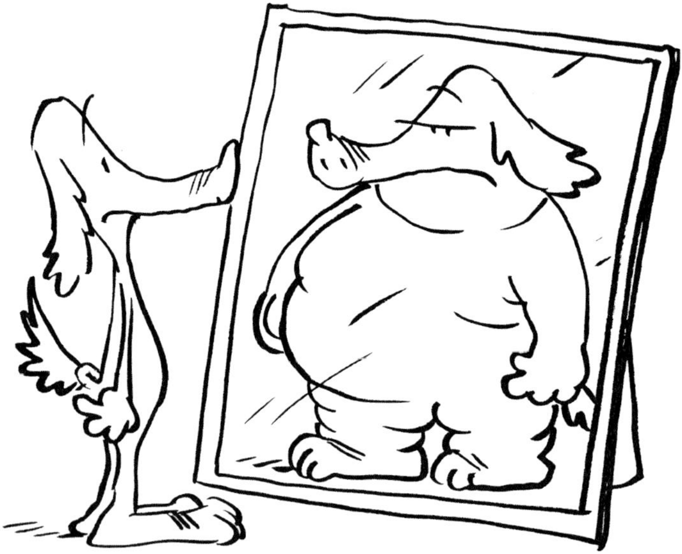

BMI unter 19?

Vorsicht, Ess-Störung!

Bist du magersüchtig?

Oder hast du eine

Ess-Brech-Sucht?

7. Zu dünn?

Also: Was sagt dein BMI? Ist dein Gewicht im grünen Bereich? Prima: herzlichen Glückwunsch! Lies das restliche Buch trotzdem durch. Sicherlich findest du ein paar gute Tipps, wie du auch in Zukunft rank und schlank bleiben kannst.

Oder liegt dein BMI etwa unter 19 (oder sogar unter 18)? Vorsicht, dann hast du womöglich eine Ess-Störung. Wahrscheinlich bildest du dir nur ein, du müsstest »schlank« werden, dabei bist du in Wirklichkeit (viel) zu dünn! Und womöglich protestiert Günter nun: »Zu dünn? Quatsch, du bist zu dick!« Denn manchmal eifert Günter spindeldürren »Schönheits«-Idealen nach und bekommt dabei einen Knick in die Optik: Dann findet er dich dicker, als du in Wirklichkeit bist, und drängt dich dazu, immer weiter abzunehmen – selbst wenn es längst nichts mehr zum Abnehmen gibt. Also: Hältst du dich für zu dick, obwohl dich andere meist für zu dünn halten? Macht sich deswegen vielleicht jemand Sorgen um dich? Oder erbrichst du dich sogar manchmal nach dem Essen, damit du nicht zunimmst? Dann geh bitte zu einem Arzt oder Psychologen! Wahrscheinlich bist du magersüchtig oder hast eine Ess-Brech-Sucht. Günter sollte dringend auf neue Gedanken kommen.

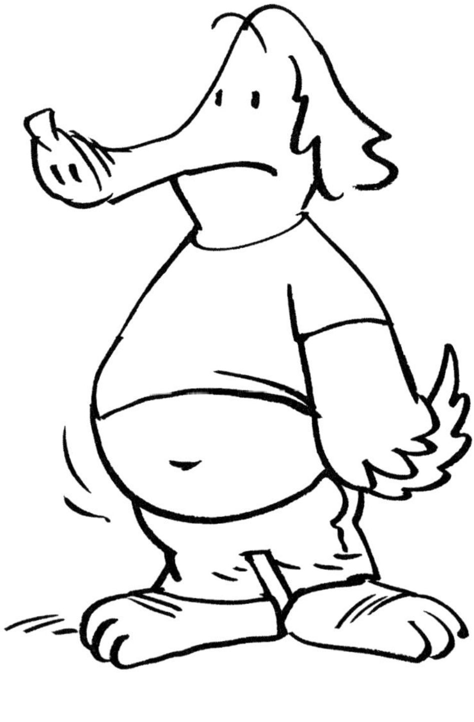

BMI über 24 (bei Männern)
oder 25 (bei Frauen)?
Vorsicht: Du bist zu dick!

8. Zu dick?

Und was ist, wenn dein BMI über 25 (bei Männern über 24) liegt? Ganz einfach: Dann bist du zu dick! »Zu dick? Quatsch, dein Gewicht ist okay!«, protestiert Günter womöglich. Dabei ist dein innerer Schweinehund wohl nur zu feige für die Wahrheit: Denn wer zu dick ist, sollte abnehmen. Und wer abnehmen will, muss meist sein Ess-Verhalten verändern. Doch Günter isst sehr gerne. Und Veränderungen mag er gar nicht. Also redet er dir ein, dass alles in Ordnung ist: »Mach dir über dein Gewicht keine Sorgen! Hauptsache, du fühlst dich wohl.«

Hand aufs Herz: Fühlst du dich wirklich immer wohl? Oder findest du dich nicht manchmal selbst zu dick? Zum Beispiel wenn mal wieder die Hose spannt. Oder wenn dir zu schnell die Puste ausgeht. Oder wenn du dich nur unter Protest fotografieren lässt, weil du auf Fotos immer so moppelig aussiehst (obwohl du auf früheren Fotos viel schlanker wirkst). Oder weil du dich kaum noch in Bikini, Badeanzug oder Badehose traust (oder besser: trauen solltest)? Und fragst du dich manchmal, wie du je in deine früheren Klamotten reingepasst hast? Dann bist du womöglich doch zu dick …

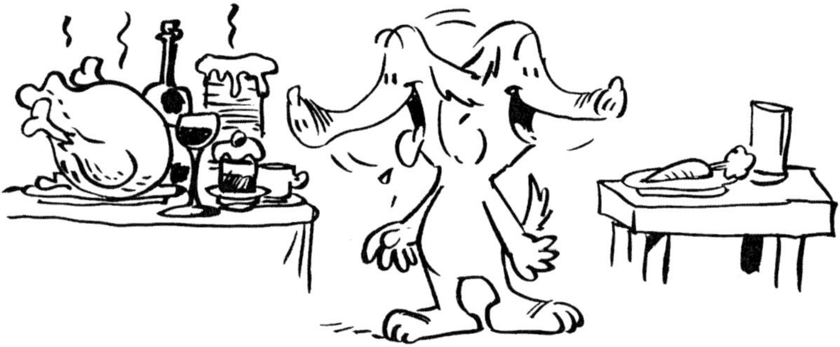

Dicke stecken oft in
inneren Konflikten,
obwohl sie wissen, dass
sie abnehmen sollten.

9. Dick ist doof

»Zu dick, zu dick, zu dick – jetzt reicht es aber!«, schimpft Günter. »Wie kann man nur so unsensibel sein?« Klar: Die Wahrheit klingt manchmal hart. Aber was nützt es, sie zu verdrängen? Das löst ja keine Probleme ... Im Gegenteil: Du steckst in einem unnötigen Konflikt! Denn einerseits denkst du dir ständig: »Nimm endlich ab!« Andererseits erzählt Günter: »Freu dich aufs Essen!« Und je nachdem ob du gerade Appetit hast oder dich im Spiegel siehst, denkst du »Schnell zum Kühlschrank!« oder »Auf zur Diätberatung!«.

Doch so geht es ständig hin und her. Und dein Übergewicht ist dir immer wieder peinlich: zum Beispiel, wenn dich Freunde oder Verwandte darauf ansprechen. Oder wenn du jemandem begegnest, der dich noch aus schlankeren Zeiten kennt. Oder wenn du dich mit den schönen schlanken Menschen aus Werbung, Film und Fernsehen vergleichst. Ja, manche schämen sich für ihre Pfunde sogar so sehr, dass sie sich gar nicht mehr in die Öffentlichkeit trauen! Und sobald sie mal wieder einen Dicken-Trost brauchen, rät ihnen ihr innerer Schweinehund: »Iss was!« Kein Wunder, dass das Trauerspiel so immer weitergeht. Nur wegen Günter ...

Wer lange Zeit zu dick ist, riskiert fiese Krankheiten.

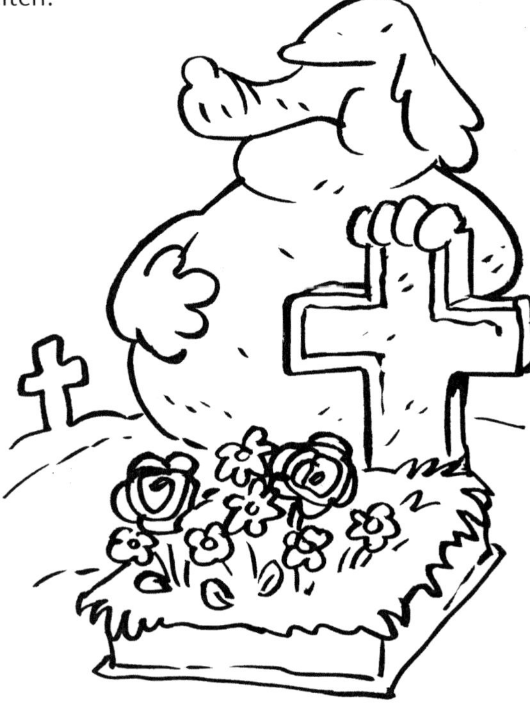

10. Dick macht krank

Dabei ist Dicksein sogar ein echter Killer: Nicht nur, dass Dicke meist schlapp, kurzatmig und unglücklich sind, Übergewicht und falsche Ernährung verursachen auch lauter fiese Krankheiten! So werden Dicke zum Beispiel oft zuckerkrank. Oder sie haben zu viel Fett und Entzündungsstoffe im Blut, sodass ihre Adern verkalken und sie einen zu hohen Blutdruck, Schlaganfälle und Herzinfarkte bekommen (oft übrigens Männer mit einem »Schwimmring« um den Bauch). Ach ja: Und wusstest du, dass Übergewichtige auch häufig unter Gallensteinen, Fettleber und Gicht leiden? Oder unter Rückenschmerzen, Knieproblemen, Knicksenk- oder Spreizfüßen? Oder unter Nierenschäden, Blutgerinnungsstörungen wie Thrombosen, Asthma und nächtlicher Atemnot? Oder dass dicke Frauen oft Eierstockzysten bekommen und bei dicken Männern die Genitalien verkümmern? Selbst Krebs bekommen Dicke häufiger als Schlanke!
Oje: dumme Sache, dicker Günter ...

»Ach was, auch schlanke Menschen werden krank!« Natürlich, Günter. Aber viel seltener! Und wer riskiert schon freiwillig Diabetes, Depressionen oder Darmkrebs? Auch sonst sichern wir uns schließlich gegen alle möglichen Risiken ab: durch Altersvorsorge, Ölstandsmessungen oder Reiserücktrittsversicherungen. Doch was nutzen uns Geld, Auto oder Urlaub, wenn wir krank sind?

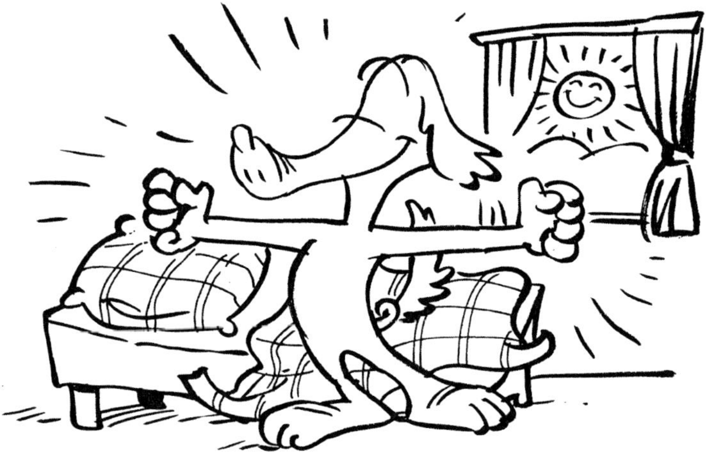

Schlanke fühlen sich besser als Dicke.
Und wer sein Übergewicht loswird,
wird wieder gesund.

11. Gesund und glücklich

»Und was nutzt dir deine Gesundheit, wenn du dafür aufs Essen verzichten musst? Dann macht doch alles keinen Spaß!« Keine Sorge: Schlanke verzichten auf gar nichts! Denn sie leben nicht nur gesünder, sondern fühlen sich auch viel besser als Dicke. »Das ist ja wohl übertrieben«, motzt Günter. »So groß ist der Unterschied bestimmt nicht ...« Anscheinend hat er sich so sehr an deine Pfunde gewöhnt, dass Günter keine Ahnung (mehr?) hat, wie schön es ist, schlank zu sein. Deshalb nun ein kleiner Test: Wie viele Kilo müsstest du abnehmen, damit dein BMI wieder normal wäre? Zwei? Zwölf? Zwanzig? Dann fülle doch mal zwei, zwölf oder zwanzig Kilo Kartoffeln in einen Rucksack, setz ihn dir auf und lauf eine Weile damit herum. Wetten, dass du den Rucksack bald wieder absetzen willst?

Also: Wäre es nicht schön, morgens schwungvoll aufzustehen und den ganzen Tag voller Energie und guter Laune zu stecken? Wäre es nicht herrlich, schlank und leichtfüßig durchs Leben zu tänzeln und dabei ohne Sorgen essen zu können, so viel du willst? Und wäre es nicht wunderbar, wenn dein Blutdruck ganz ohne Pillen wieder normal würde, Knie- und Rückenschmerzen weg wären und deine Blutfette sogar den Arzt neidisch machten? All das kannst du erleben! Lies einfach weiter.

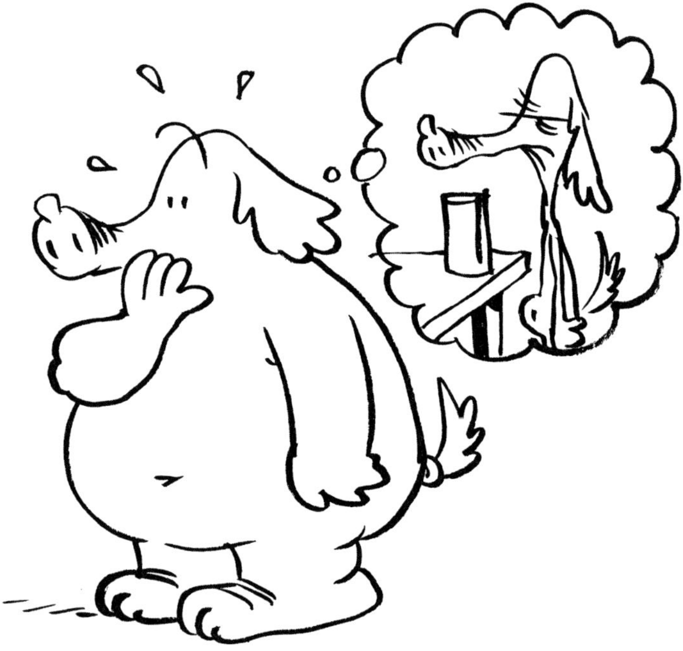

Günter hat Angst vorm Abnehmen. Dabei geht es ganz leicht, wenn man es richtig macht.

12. Abnehmen? Nein danke!

»Mach dir bloß keine falschen Hoffnungen: Übergewicht liegt am Alter! Denn je älter man wird, desto mehr nimmt man zu – jedes Jahr ein bisschen, ganz automatisch, ohne dass man sich dagegen wehren kann.« Typisch Günter: Natürlich hat er sich mal wieder die falschen Vorbilder ausgesucht ... Dabei bleiben viele Menschen ihr Leben lang schlank! Und viele Dicke nehmen ihr Übergewicht ganz einfach wieder ab.

»Abnehmen? Was für ein Horror!« Sofort tauchen vor Günters geistigem Auge grausame Szenen auf: von freudlosem Verzicht, quälendem Hunger und mieser Diätlaune. Von kaum beherrschbaren Schmacht-Attacken, vorprogrammierten Fress-Orgien und dem üblichen Scheitern ... Klar: Wenn man es falsch macht, wird Abnehmen zur Qual. Wenn man es aber richtig macht, purzeln die Pfunde wie von selbst. Dann kann man spielend leicht schlanker, fitter, schöner, stolzer und glücklicher werden – ganz ohne Verzicht, Hunger oder schlechte Laune! Und bald wundert sich selbst Günter, wie er es vorher so lange ausgehalten hat.

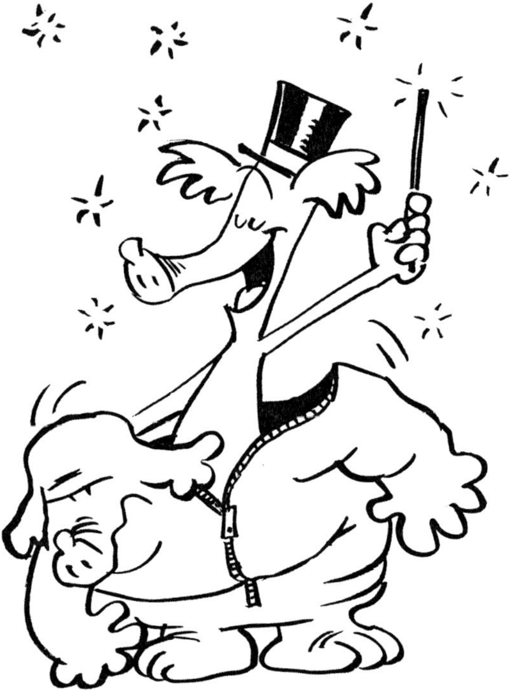

Günter würde dein Übergewicht am liebsten wegzaubern.

13. Abrakadabra?

»Schön wär's ja!«, zweifelt Günter. »Aber wie soll das gehen? Schließlich hat das Abnehmen bisher nie richtig geklappt.« Zunächst einmal: Hör endlich auf, dir (oder Günter) einzureden, dass dein Gewicht in Ordnung ist, wenn dein BMI etwas anderes sagt! Frag dich lieber: Was wäre, wenn du dein Übergewicht einfach wegzaubern könntest? Du müsstest dir dafür nur ein Wunschgewicht aussuchen, »Abrakadabra« sagen und schon wäre dein XXL-Speck verschwunden. Würdest du solch einen Zauberspruch aufsagen wollen? Vermutlich schon ...

Also: Akzeptiere deine Unzufriedenheit, und sei ehrlich zu dir selbst! Denn Unzufriedenheit ist oft der erste Schritt zum Erfolg. Und dann freu dich schon mal auf dein neues Leben: Denn wenn du weiterliest, sind deine Moppel-Tage bald gezählt. Dann wirst du einfach nur »Abrakadabra« sagen und schlank, beschwingt und glücklich sein. Du schmunzelst? Warte mal ab, du wirst es erleben. Und keine Sorge: Du musst dich dafür nicht einmal anstrengen oder besondere Willenskraft aufbringen! Du brauchst nur ein bisschen Know-how und Neugier auf ein neues Leben.

Um abzunehmen, würde Günter eine Diät machen. Nur welche?

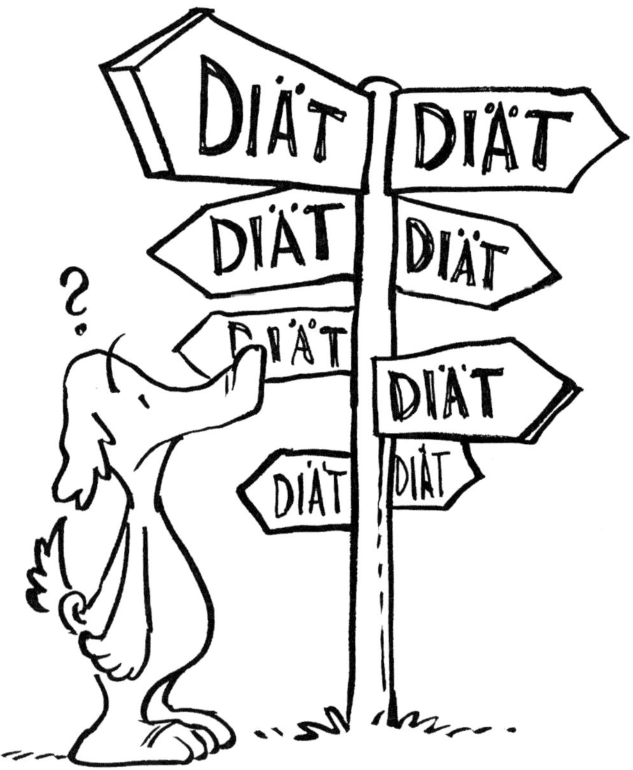

14. Diät? Nein danke!

»Know-how? Ach was!«, motzt Günter. »Ist doch klar, wie Abnehmen funktioniert: Einfach weniger essen als vorher – am besten mit einer Diät.« Vorsicht, Günter! Das stimmt nicht ganz: Natürlich verliert man rasch Gewicht, wenn man weniger isst oder eine Diät macht. Nur ist das oft recht anstrengend. Und hinterher nimmt man meist genauso schnell wieder zu, wie man vorher abgenommen hat. Es sollte also irgendwie schlauer gehen ...

Aber der Reihe nach: Welche Diät-Typen gibt es überhaupt? Nun, eine ganze Menge! Da wären zunächst alle möglichen Varianten des Weniger-Essens: »Friss-die-Hälfte«, Fastenkuren oder die berühmten »Schlank-in-einer-Woche«-Diäten aus manchen Zeitschriften. Dann gibt es Diäten, bei denen man möglichst wenig Zucker essen soll, wie bei den so genannten »GLYX-« oder »Low-Carb«-Diäten. Bei anderen wiederum soll man wenig Fett essen, was man auf Neu-Deutsch auch »Low-Fat«-Diät nennt. Wieder andere schwören auf Abführmittel, Schlankheitspillen, Fertigmahlzeiten, Nahrungspulver, Blutgruppenzauber oder Psycho-Kram. Da kann man schon mal durcheinander kommen ... Und wie du dir denken kannst: Einige Diäten sind völlig nutzlos.

FDH wirkt nur kurzfristig,
macht schlapp und unglücklich.

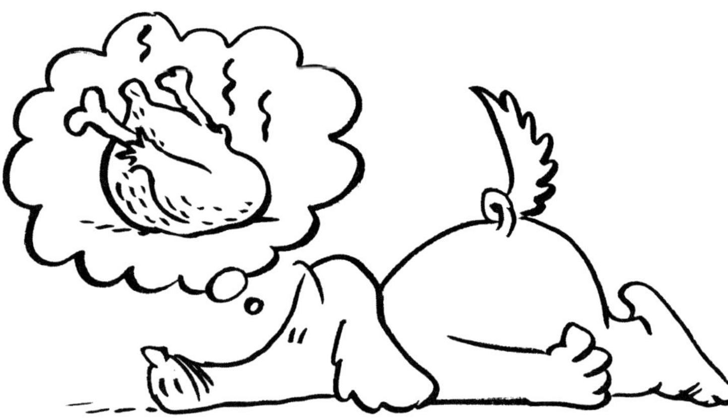

15. Friss die Hälfte

»Mach dir nicht so viele Gedanken«, rät Günter nun. »Iss einfach nur noch halb so viel wie vorher! Nur noch ein Frühstücksbrötchen statt zwei. Nur noch ein halbes Schnitzel statt eines ganzen. Nur noch die halbe Menge Schokolade. So nimmst du bestimmt schnell ab.« Diese Diät-Variante nennt sich »Friss die Hälfte« oder kurz »FDH«. Und tatsächlich: Dadurch nimmst du weniger Kalorien zu dir und kannst einige Kilo Fett verlieren! Dass du dabei ständig Hunger hast, stört dich am Anfang kaum: Schließlich wirst du endlich mal deinen Speck los – wie übrigens bei jeder Form der Mangelernährung ...

Dann jedoch beginnen die Probleme: Nach guten Anfangserfolgen stagniert der Gewichtsverlust wieder – dein Körper hat nämlich gemerkt, dass er weniger Nahrung bekommt. Und damit er nun keine weiteren wertvollen Fett-Reserven mehr aufbrauchen muss, schaltet er deine Energie einfach auf Sparflamme: Du fühlst dich also andauernd schlapp und hängst nur noch kraftlos herum. Doch das gefällt Günter natürlich gar nicht. Und weil er schon die ganze Zeit auf seine Chance gelauert hat, schwärmt er dir nun hemmungslos vom Essen vor: »Wäre es nicht schön, dich mal wieder so richtig satt zu essen? Mit leckeren Steaks, Nudeln, Pizzas oder Hamburgern? Mit dicken Schokoladentafeln und riesigen Tortenstücken? Nur ein einziges Mal! Das kann doch nicht so schlimm sein ...«

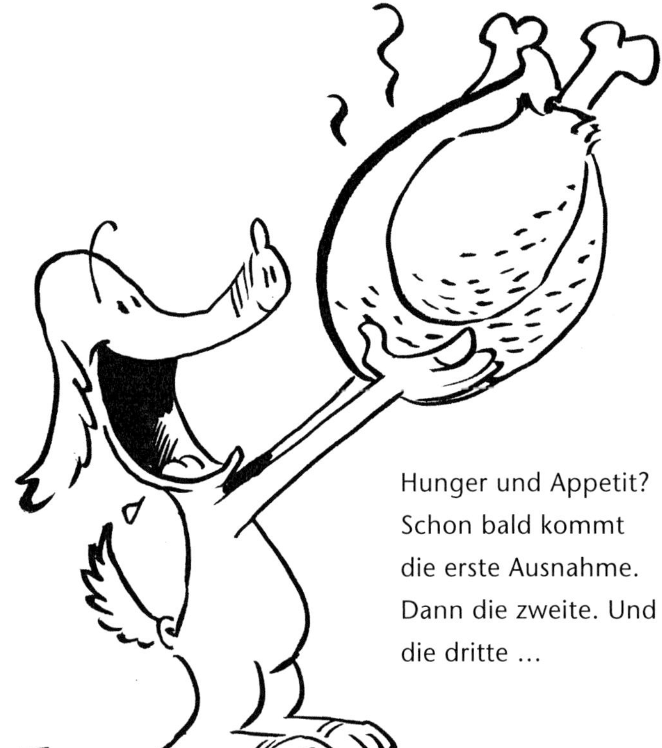

Hunger und Appetit? Schon bald kommt die erste Ausnahme. Dann die zweite. Und die dritte ...

16. Appetit und schwache Momente

Je länger dir Günter vom Essen vorschwärmt, desto schwieriger wird der Verzicht: Schon bald knurrt dein Magen, wenn du eine Tafel Schokolade siehst oder wenn du an einer Hamburger-Bude vorbeiläufst. Nachts schlafwandelst du zum verführerischen Kühlschrank und während deiner Heißhungerattacken würdest du sogar Kindern ihr Eis klauen. Keine Frage: Das hält keiner lange durch! Nach ein paar unangenehmen Momenten heroischer Askese ist dein Widerstand schließlich dahin: »Einmal ist keinmal!«, sagt dir Günter dann. Und wollüstig verschlingst du Bratwurst, Nudeln, Kuchen, Pommes frites oder Pizza – natürlich mit extra viel Beilage und einer großen Cola! Dein Magen ist endlich wieder voll und Günter glücklich.

Doch weil die FDH-Diät nun einmal ausgesetzt ist, lacht dich das Essen schnell wieder an. Und was dir beim ersten Mal nicht geschadet hat, kann auch beim zweiten Mal nicht so schlimm sein: Also isst du dich bald wieder satt. Und dann gleich wieder. Und noch einmal. Und noch einmal. »Friss die Hälfte? Nicht mehr nötig: Schließlich hast du ja schon so schön abgenommen!«

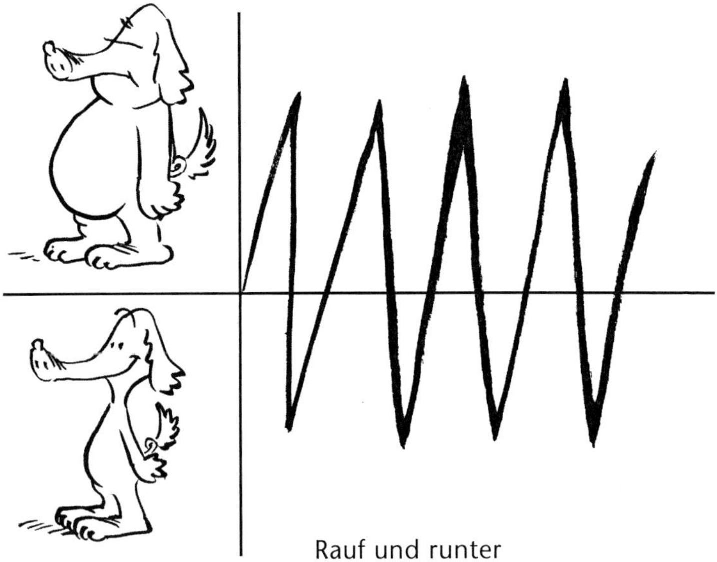

Rauf und runter
wie bei einem Jojo:
Diät machen,
abnehmen, Appetit
kriegen, essen und
wieder zunehmen …

17. Jojo-Effekt

Nach einiger Zeit der Zurückhaltung isst du also wieder genauso viel wie vorher. Dumm nur, dass dein Körper eine Weile braucht, bis er das bemerkt. Er wähnt sich nämlich immer noch im Mangelzustand. Deshalb baut er nun jedes Gramm Fett aus der Nahrung sofort in die frisch abgespeckten Fettzellen ein – für die nächsten schweren Zeiten … Weil Günter aber zunächst keine Lust mehr hat, sich beim Essen zu beschränken, schießt dein Körper weit übers Ziel hinaus: Binnen weniger Tage wiegst du genauso viel wie vor der Diät – wenn du Pech hast, sogar ein bisschen mehr. Dein Gewicht ist also zuerst nach unten gegangen, dann wieder nach oben. Runter und rauf, wie bei einem Jojo. Deswegen nennt man diese Entwicklung auch »Jojo-Effekt«.

Weil dein Gewicht nun aber wieder auf (oder über) dem Ausgangsniveau liegt und FDH so »gut funktioniert« hat, machst du bald die nächste Diät – mit demselben Ergebnis wie vorher: erst fasten und abnehmen, dann (fr)essen und zunehmen. Klar, dass das Jojo-Spiel auf diese Weise ewig weitergehen kann – leider oft mit steigender Gewichtstendenz: drei Kilo runter, vier Kilo rauf, drei Kilo runter, vier Kilo rauf. Und so weiter, bis zum Platzen: peng!

Kurzzeit-Diäten sind oft
Problem-Diäten.

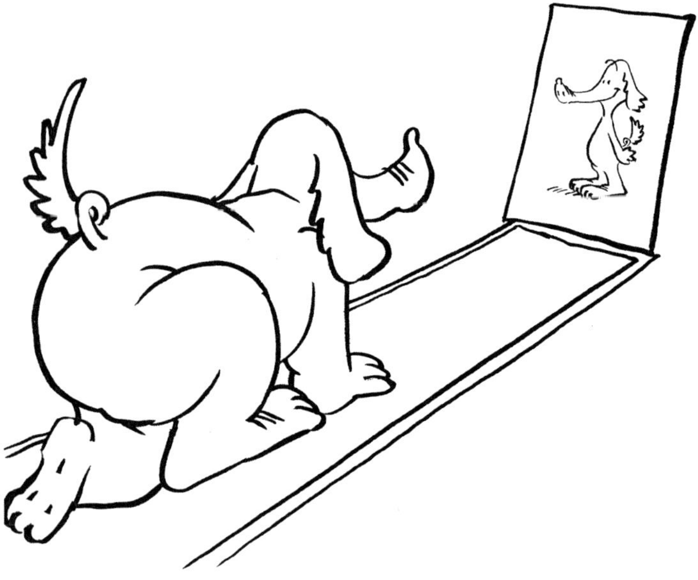

18. »Schlank in einer Woche«

»Dann probier doch mal eine ›Schlank-in-einer-Woche‹-Diät aus den Zeitschriften!«, sagt Günter. »Dabei kochst du einfach die leckeren Rezepte nach, und schon bist du gertenschlank.« Immer mit der Ruhe, Herr Schweinehund! Natürlich stehen in manchen Zeitschriften viele leckere Diät-Rezepte, und wenn man sich daran hält, mag man auch tatsächlich ein wenig abnehmen – nur: Ganz so reibungslos klappt es meist leider nicht. Warum?

Vorsicht vor reinen Kurzzeit-Diäten! Unterm Strich funktionieren sie oft wie die FDH-Methode und führen somit zu Appetit, Heißhunger und Jojo-Effekt. Vorsicht auch vor besonders exquisiten und exotischen Rezepten! Hast du tatsächlich Lust auf solch eine Ernährungsumstellung? Und deine Familie? Wie lange musst du für die Rezepte in der Küche stehen? In welchem Supermarkt bekommst du alle Zutaten? Und was isst du im Restaurant, was in der Mittagspause? Außerdem: Vorsicht, wenn die Diät vorbei ist! Was machst du dann? Schließlich weiß Günter über Ernährung immer noch so wenig wie vorher. Also schnell die nächste Zeitschrift kaufen? Sonst müsstest du ja wieder »normal« essen ...

Auch Fastenkuren sind mit
Vorsicht zu genießen.

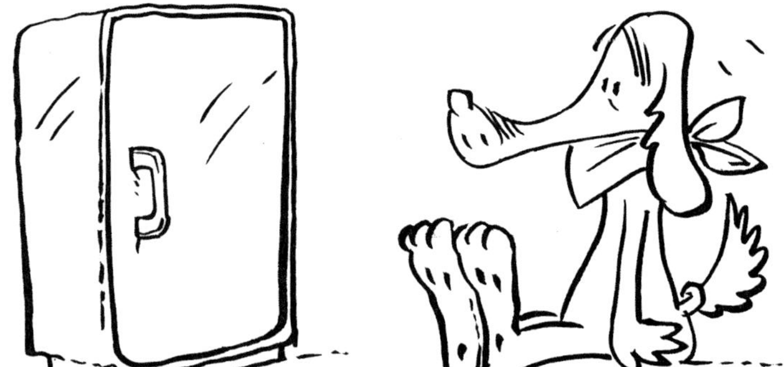

19. Fastenkuren

»Dann machst du eben eine richtige Fastenkur«, rät Günter nun. »Denn wenn du (fast) gar nichts mehr isst, nimmst du mit Sicherheit ab.« Oje, jetzt wird Günter aber streng! Viele fasten nämlich, indem sie nur noch dünne Süppchen und ungesüßte Tees schlürfen, andere, indem sie ganz auf Null-Diät gehen und ständig Abführmittel schlucken, wieder andere, indem sie sich von Milch und Semmeln ernähren und jeden Bissen vorm Runterschlucken hundertmal kauen. All das soll nicht nur schlank machen, sondern auch den Geist erfrischen und den Körper von giftigen Schlacken befreien. Ob das aber stimmt? Leider nicht ganz.

Zunächst die Vorteile: Du lernst während des Fastens, etwas bewusster zu essen. Und weil Magen und Darm fast leer bleiben, werden sie immer enger. Schließlich gewöhnen sie sich so gut daran, dass du bald kaum noch Hunger hast. Doch weil der Darm nun stillgelegt ist, verbraucht er auch viel weniger Kalorien als bei der Arbeit ... Und zu einseitiges Fasten führt schließlich zu Muskelabbau und Mangelernährung. Außerdem drohen nun wieder die typischen FDH-Effekte wie Schlappsein, Appetitanfälle oder Jojo, und am Ende wiegt man meist genauso viel wie vorher. Ach ja: Und das mit dem Entschlacken ist auch nicht richtig. Denn Wissenschaftler bezweifeln zumeist, dass es giftige »Stoffwechselschlacken« überhaupt gibt ...

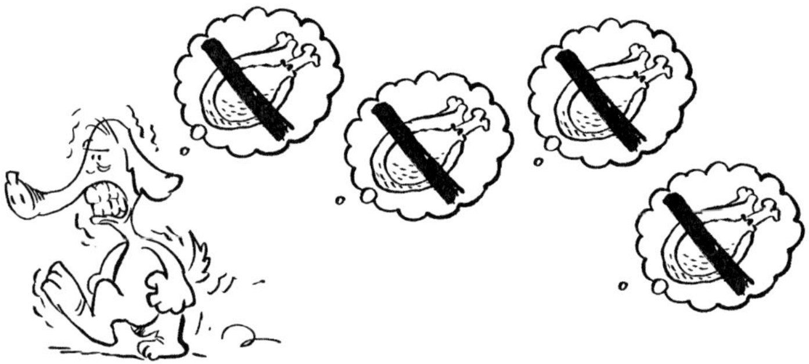

Wer sich das Essen
verbietet, wird scheitern.

20. Willenskraft

»Dann musst du dich eben dazu zwingen, weniger zu essen – und zwar für immer!«, sagt Günter. »So nimmst du erst mal ab und bleibst hinterher schlank.«

Aha: Jedes Mal, wenn du Appetit hast, will dich Günter also fortan mit Willenskraft am Essen hindern: »Finger weg, das darfst du nicht!« oder »Du bist zu dick!«. Für den Rest deines Lebens ... Wie naiv: Denn natürlich macht es keinen Spaß, sich etwas zu verbieten oder sich selbst harsche Befehle zu erteilen! Außerdem denkt Günter immer nur kurzfristig. Und so sicher er im Moment noch abnehmen will, so sicher hat er das morgen wieder vergessen. Und dann sagt er nicht mehr: »Finger weg!«, sondern: »Greif endlich zu!« Doch wo bleibt dann dein guter Vorsatz?

Ach ja: Und solange Günter vorgibt, die harte Tour zu fahren, zögerst du natürlich das Abnehmen immer weiter hinaus: »Heut gönn ich mir noch mal was! Morgen fang ich dann mit der Diät an. Nein, übermorgen! Oder besser erst nächste Woche? Nächsten Monat?« Und so weiter. Gar nicht so dumm, dieser Schweinehund ...

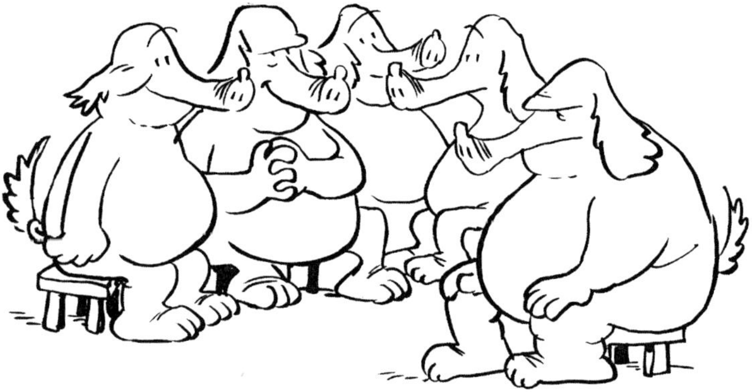

Psycho-Gruppen zum Abnehmen?
Gute Idee! Aber nicht jedermanns Sache …

21. Diät-Gruppen

»Dann geh doch einfach in eine Diät-Gruppe!«, schlägt Günter nun vor. »Dort lernst du lauter nette Leute kennen, die gemeinsam abspecken. Alle unterstützen sich gegenseitig, und du hältst viel länger durch.« Gar nicht schlecht, Günter! Ja, oft sind solche Gruppen hilfreich, und man bekommt gute Ernährungstipps.

Andererseits schieben manche Schweinehunde ihre Verantwortung nur allzu gerne auf andere ab: »Solange die Gruppe entscheidet, kannst du selbst ja die Füße hochlegen!« Und das führt dann eher zu Hilflosigkeit als zu mehr Eigenverantwortung. Denn was passiert, sobald Günter mal wieder alleine ist? Oder wenn du keine Zeit für einen Gruppenbesuch hast? Klar: Dann wird oft gegessen wie vorher, und du schämst dich, weil du wieder »schwach« geworden bist. So ist schon manche Diät-Gruppe zu einem Jammer-Club für inkonsequente Schweinehunde geworden ...

Andere Schweinehunde wiederum würden niemals freiwillig eine Gruppensitzung besuchen. Sei es, weil sie zu schüchtern sind, zu bequem, zu eigenbrötlerisch oder einfach zu stolz. Oder aber sie haben keine Zeit dafür. Nicht wahr, Günter?

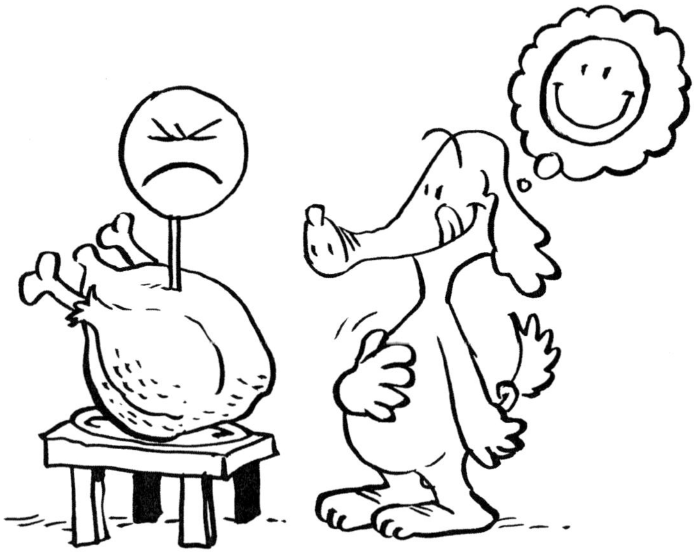

Mentaltechniken
statt Ernährungswissen?
Vergiss es!

22. Gedanken-Zauberei

»Du brauchst keine Gruppe für den Diät-Erfolg, das schaffst du auch alleine: mit der Kraft deiner Gedanken.« Nanu! Was meint Günter denn damit? »Abnehmen ist reine Kopfsache! Du brauchst dafür nur eine gute Mentalstrategie. Am besten stellst du dir immer wieder vor, wie eklig Pommes frites, Nudeln oder Schokolade schmecken. Und dann denkst du ständig daran, wie schön es wäre, schlank zu sein. So beeinflusst du dein Unterbewusstsein, hast bald gar keine Lust mehr aufs Essen, und dein Speck verschwindet wie von selbst!« Na ja, Günter, knapp daneben …

Zwar kannst du deine Motivation zum Abnehmen mit den richtigen Gedanken steigern, aber mal ehrlich: Warum solltest du Pommes frites, Nudeln oder Schokolade plötzlich eklig finden, wenn du sie in Wirklichkeit gerne isst? (Wetten, dass Günter da nicht lange mitspielt!?) Und wie sollst du ohne weiteres Wissen einfach so abnehmen? Schließlich hat das bisher noch nie geklappt. »Dann strengst du dich eben nicht genug an!«, motzt Günter schon wieder. Quatsch! Könntest du ohne Rezept etwa eine Schwarzwälder Kirschtorte backen – nur mit reiner Mentalkraft? Wohl kaum, selbst wenn du es noch so sehr wolltest. Mit einem Rezept dagegen ginge es ganz leicht – sogar ohne Mentalstrategie …

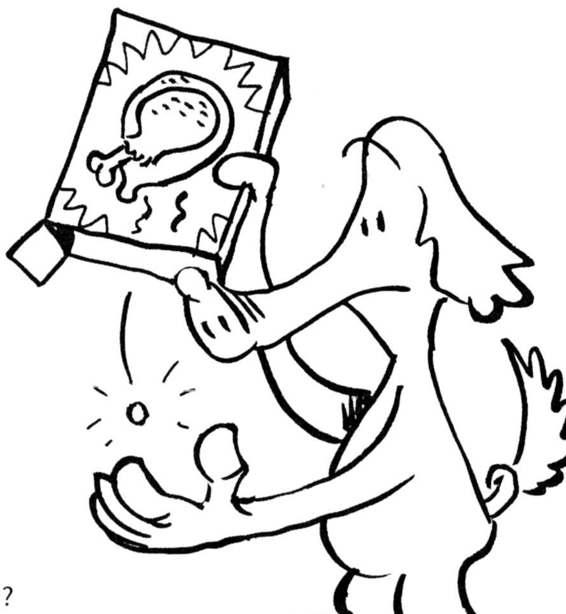

Abführen?
Entwässern?
Schlankheitspillen?
Nahrungsersatz?
Kalorienarme
Fertiggerichte?
Muss nicht sein …

23. Pillen und Pulver

»Dann schluckst du eben Abführmittel und Entwässerungstabletten. So verlierst du deine Kilos ganz sicher.« Ebenfalls Unsinn! Abführen macht zwar den Darm leer, aber deine Fettpolster bleiben – und weil du dich ans Abführen schnell gewöhnst, hast du ohne Abführmittel bald ständig Verstopfung. Und Entwässerungstabletten schwemmen Wasser aus dem Körper – oft, bis du so ausgetrocknet bist, dass dein Kreislauf streikt. Klar verlierst du dadurch Gewicht – nur leider das falsche, denn das Fett bleibt ja, wo es ist! Keine gute Diät also ...

Doch Günter bleibt hartnäckig: »Und was passiert, wenn du Schlankheitspillen oder künstliche Nahrungsgetränke schluckst? Manche Pillen verhindern zum Beispiel, dass du nach dem Essen das Fett verdaust. Oder sie unterdrücken Hunger. Und künstliche Nahrungsgetränke ersetzen sogar ganze Mahlzeiten – einfach zusammengerührt aus kalorienarmem Pulver!« Mal im Ernst: Willst du zeit deines Lebens wirklich Pillen schlucken und teure Kunst-Pampe kaufen, wenn es einfacher, günstiger und besser geht?
»Dann isst du eben kalorienarme Fertigmahlzeiten! Die bekommst du in jedem Supermarkt.« Und was machst du dann im Büro, beim Italiener oder wenn du irgendwo zu Besuch bist? Und was, wenn du keine Lust mehr hast auf abgepacktes Folienfutter? Etwa fasten?

Fettverbrennerfrüchte und
Blutgruppenzauber?
Klappt leider auch nicht …

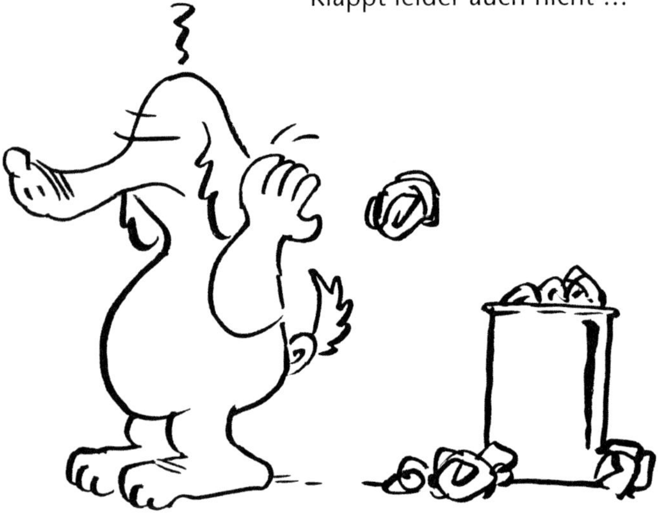

24. Fettverbrenner und Blutgruppen

»Dann probier's doch mit Fettverbrenner-Nahrung! Dabei isst du bestimmte exotische Früchte, nimmst Stoffe auf, die Fett abbauen, und dein Körperspeck verschwindet im Schlaf!« Nicht ganz: Zwar behaupten manche »Fatburner«-Fans, Dicksein wäre ein Mangel an so genannten Vitalstoffen, also an bestimmten Hormonen, Vitaminen, Spurenelementen und Enzymen, ohne die der Körper zu viel Fett einlagert, sodass man abnimmt, wenn man die fehlenden Stoffe mit der Nahrung ergänzt. In Wirklichkeit aber entsteht Übergewicht vor allem durch ein Missverhältnis aus Energieaufnahme und Energieverbrauch! Ach ja: Und all die wunderbaren Enzyme der Fatburner werden beim Verdauen leider durch die Magensäure zerstört. Wie sollen sie da noch im Körper helfen können? Schade ...

»Dann ist dein Übergewicht eben Schicksal: Es liegt irgendwie an den Genen. Also mach doch mal eine Blutgruppen-Diät! Dabei darfst du dich je nach deiner Blutgruppe nur auf eine bestimmte Weise ernähren, denn jede Blutgruppe braucht ihre eigene spezielle Nahrung.« Aber Günter! Suchst du schon wieder nach Ausreden? Zwar mag die Veranlagung zum Dicksein Schicksal sein – das Dicksein selbst ist es aber nicht. Und Blutgruppendiäten sind aus wissenschaftlicher Sicht Blödsinn: Alle Menschen brauchen nämlich eine ziemlich ähnliche Ernährung ...

Akupunktur und Hypnose?
Wer's glaubt, wird selig – aber
nicht schlank.

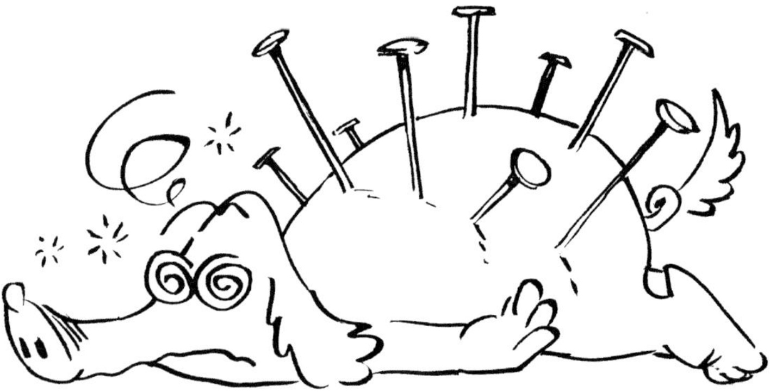

25. Hoffnung und Hokuspokus

»Dann mach doch Akupunktur!«, schlägt Günter nun vor. »Dabei sticht man dir an bestimmten Stellen Nadeln in den Körper, dein Appetit verschwindet, und plötzlich nimmst du ohne Anstrengung ab. Du kannst dich aber auch hypnotisieren lassen. Dabei schickt dich ein Hypnotiseur in eine Art Wachschlaf, den man ›Trance‹ nennt, er redet eine Weile auf dich ein, und sobald du wieder wach bist, hast du keine Lust mehr aufs Essen! Ist das nicht super?« Schön wär's ja. Nur sind Akupunktur und Hypnose meist weniger erfolgreich als angenommen. Und keiner kann wirklich erklären, wie sie funktionieren sollen ...

Dabei ist das richtige Gewicht keine Frage von Masochismus, Hoffnung oder Hokuspokus, sondern von guter Ernährung! Und weil sich die meisten Diäten eher auf kurzfristige Verbote konzentrieren anstatt auf langfristig richtiges Essen, folgen auf einen Fastentag meist drei Fresstage. Ist abnehmen also unmöglich? Natürlich nicht! Denn Übergewicht ist nicht angeboren, sondern angefressen – da können ahnungslose Schweinehunde noch so sehr über Gene und Hormone schimpfen.

Werfen wir also einen Blick hinter die biologischen Kulissen: Wie funktioniert Ernährung eigentlich? Wenn Günter das begreift, purzeln die Pfunde bald wie von selbst – spielend leicht und ohne Druck: Abrakadabra!

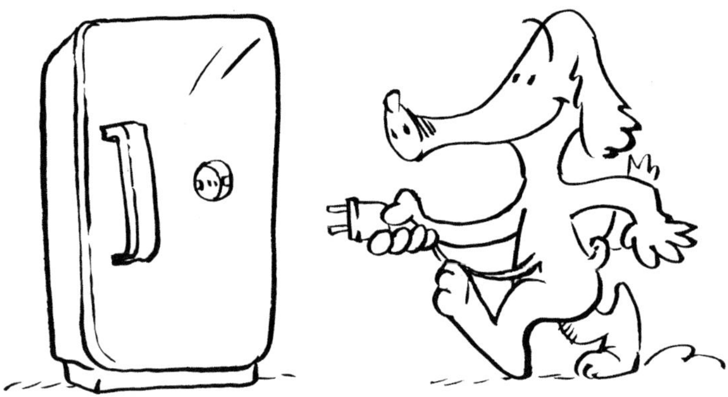

Essen versorgt uns mit Energie.
Energie braucht unser Körper, damit er funktioniert.

26. Essen und Energie

Beginnen wir mit der Frage aller Fragen: Warum essen wir überhaupt? Damit wir daraus Energie gewinnen! Denn Energie verbrauchen wir die ganze Zeit – egal ob wir gehen, stehen, liegen oder laufen.

Warum brauchen wir Energie? Damit wir leben können! Denn jede kleine Körperzelle soll ihre Aufgaben erfüllen: Das Gehirn soll denken, das Herz schlagen, der Darm verdauen und unsere Muskeln sollen sich bewegen. Ohne Energie könnten die Zellen all das nicht tun. Sobald unsere Energie also nachlässt oder der Magen leer wird, zeigen uns Appetit und Hunger an, dass wir Nachschub brauchen. Sonst könnten wir das Essen aus Versehen ja vergessen ...

»Und wie viel Energie brauchen wir täglich?«, will Günter nun wissen. Das kommt ganz darauf an, wie viel man wiegt und wie viel man sich bewegt, denn gerade Muskelzellen sind besonders schwer und leisten die meiste Arbeit. Je mehr man also auf die Waage bringt und je mehr man sich körperlich anstrengt, desto höher ist der Energieverbrauch.

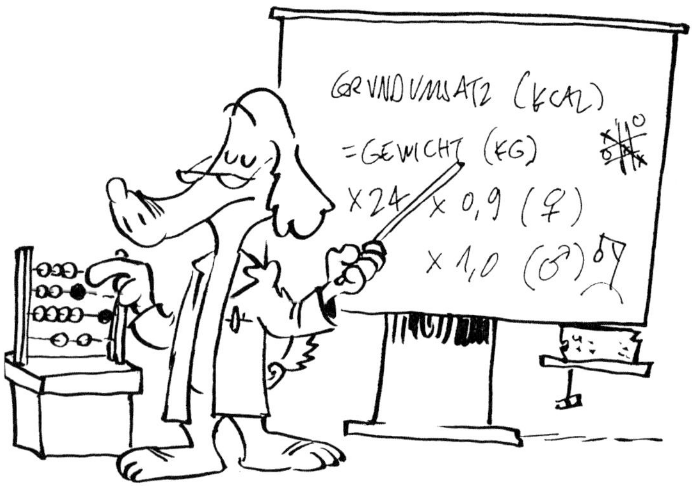

Der Grundumsatz ist die Energiemenge, die unser Körper im Ruhezustand verbraucht.

27. Grundumsatz und Kalorien

Die Energiemenge, die unser Körper im Ruhezustand verbraucht, nennt man übrigens »Grundumsatz«. Diesen Grundumsatz kann man ausrechnen: Multipliziere dazu dein Körpergewicht (in Kilogramm) erst mit 24 und dann mit 0,9 (wenn du eine Frau bist) beziehungsweise mit 1,0 (wenn du ein Mann bist). Noch mal: Grundumsatz bei Frauen = Gewicht x 24 x 0,9. Und Grundumsatz bei Männern = Gewicht x 24 x 1,0. Falls du also weiblich und 70 Kilogramm schwer bist, hast du einen Grundumsatz von 70 x 24 x 0,9 = 1512 Kilokalorien pro Tag. Alles klar?

»Und was sind Kilokalorien?«, will Günter wissen. »Kilokalorien« ist eine Maßeinheit für Energie. Die meisten sagen dazu aber einfach nur »Kalorien«. Eine Kalorie ist die Menge Energie, die man braucht, um ein Gramm Wasser um genau ein Grad Celsius zu erwärmen. Auf Lebensmittelverpackungen steht meist drauf, wie viele Kalorien das jeweilige Lebensmittel enthält, also wie viel Energie es liefert. Diese Energie nennt man dann den »Brennwert«. Zum Beispiel liefern 100 Gramm Mozzarellakäse einen Brennwert von etwa 250 kcal, während 100 Gramm Blauschimmelkäse 400 kcal liefern. Ach ja: »Kcal« ist die offizielle Abkürzung für »Kilokalorien«. (Wer übrigens 7000 Kalorien einspart, nimmt ein Kilo ab. Und wer täglich 100 Kalorien zu viel isst, nimmt in einem Jahr sieben Kilo zu.)

Der Leistungsumsatz ist die Energiemenge, die unsere Muskeln zusätzlich zum Grundumsatz verbrauchen.

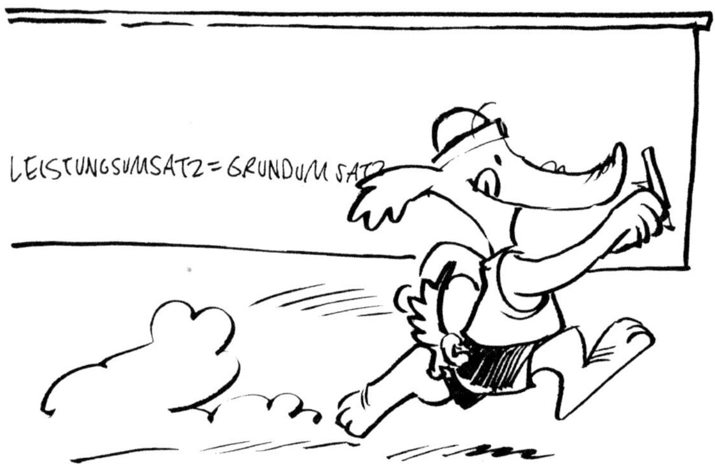

28. Der Leistungsumsatz

Unsere Muskeln verbrauchen besonders viel Energie. Also benötigen wir auch besonders viel Energie, wenn unsere Muskeln viel zu tun haben – wie etwa beim Sport oder bei körperlicher Arbeit. Faulenzen wir jedoch oder sitzen hauptsächlich an Schreibtisch und Fernseher herum, ruhen sich unsere Muskeln aus, und wir verbrauchen nur wenig Energie. Um also zu erfahren, wie viel Energie wir täglich verbrennen, müssen wir neben dem Grundumsatz auch berücksichtigen, wie viel unsere Muskeln leisten. Das nennt man dann den »Leistungsumsatz«.

Der Leistungsumsatz ist die Kalorienmenge, die wir zusätzlich zum Grundumsatz verbrauchen. Wir berechnen ihn, indem wir unseren Grundumsatz mit 0,2, 0,3, 0,4 oder 0,5 multiplizieren, je nachdem, ob wir uns fast gar nicht, ein wenig, viel oder sehr viel bewegen. Wenn sich also ein Mann mit 1800 Kalorien Grundumsatz den ganzen Tag kaum bewegt, kommt er auf einen Leistungsumsatz von 0,2 x 1800 kcal = 360 kcal. Wenn er allerdings den ganzen Tag Möbel schleppt und abends noch ins Fitnessstudio geht, kommt er auf 0,5 x 1800 kcal = 900 kcal. Okay?

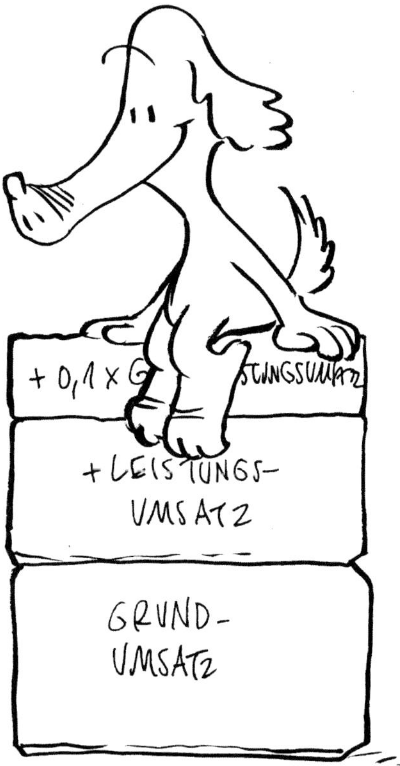

Gesamt-Energieverbrauch =
Grund- + Leistungsumsatz +
0,1 x (Grund- + Leistungsumsatz)

29. Der Energieverbrauch

Neben dem Grund- und Leistungsumsatz verbrauchen wir auch durchs Essen und Verdauen Energie. Wie gesagt: Auch unsere Darmmuskeln müssen sich ja bewegen. Diese Energie beträgt etwa ein Zehntel von Grund- und Leistungsumsatz zusammen. Wenn wir also zum Grundumsatz den Leistungsumsatz addieren und von der Summe noch mal zehn Prozent dazuzählen, erhalten wir unseren täglichen Energieverbrauch.

Also angenommen, der oben beschriebene Mann hat einen Grundumsatz von 1800 Kalorien und einen Leistungsumsatz von 900 Kalorien, dann verbraucht er schon mal 1800 + 900 = 2700 Kalorien pro Tag. Zehn Prozent davon sind 270. Somit hat er einen täglichen Energieverbrauch von 2700 + 270 = 2970 Kalorien. Eine Frau hingegen mit 1500 Kalorien Grundumsatz und einem Leistungsumsatz von 300 Kalorien kommt auf einen täglichen Energieverbrauch von 1500 + 300 + 0,1 x (1500 + 300) = 1980 Kalorien. Sie braucht also fast tausend Kalorien weniger als der zuvor beschriebene Mann, weil sie weniger wiegt und sich weniger bewegt.

Aus Glukose und Sauerstoff wird Wasser und Kohlendioxid – und es entsteht Energie: ATP!

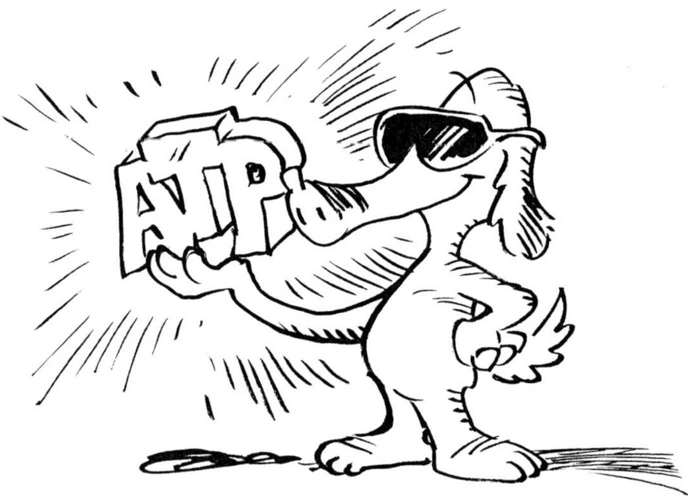

30. Zucker und ATP

»Jetzt reicht es aber mit der Rechnerei!«, motzt Günter. »Wofür soll das gut sein?« Nun, diese paar Rechnungen machen einem klar, wie viel (oder wie wenig) Energie man eigentlich benötigt. Denn Essen und Trinken sind für den Körper so ähnlich wie das Tanken fürs Auto: Benzin auffüllen, Benzin verbrauchen, Benzin wieder nachfüllen. Also: Energie rein, Energie raus, Energie wieder rein. Oder eben: Essen, arbeiten und wieder essen – Tag für Tag, das ganze Leben lang.

»Und wie gewinnt der Körper dabei Energie?«, will Günter wissen. Indem unsere Körperzellen Glukose und Sauerstoff in Wasser und Kohlendioxid umbauen. »Wie bitte?« Okay, der Reihe nach: Glukose ist die wissenschaftliche Bezeichnung für Traubenzucker, eine Zuckerart, die wir aus unserer Nahrung gewinnen. Und Sauerstoff atmen wir ständig ein. In unseren Körperzellen verbindet sich dann beides, und es entsteht Wasser (das unseren Körper feucht hält) und Kohlendioxid (das wir wieder ausatmen). Außerdem entsteht dabei ein wichtiges Energie-Molekül: das so genannte »Adenosintriphosphat«, oder auch kurz »ATP«. Und genau dieses ATP enthält die Energie, die wir zum Leben brauchen. Also müssen wir sie ständig nachliefern: durch immer neue Nahrung und den erneuten Abbau von Glukose und Sauerstoff zu Wasser und Kohlendioxid. »Wir essen also letztlich nur, um Glukose-Zucker abzubauen und dabei ATP zu gewinnen?« Genau, Günter!

Energiezufuhr größer als
Energieverbrauch?
Vorsicht, Fettspeicherung!

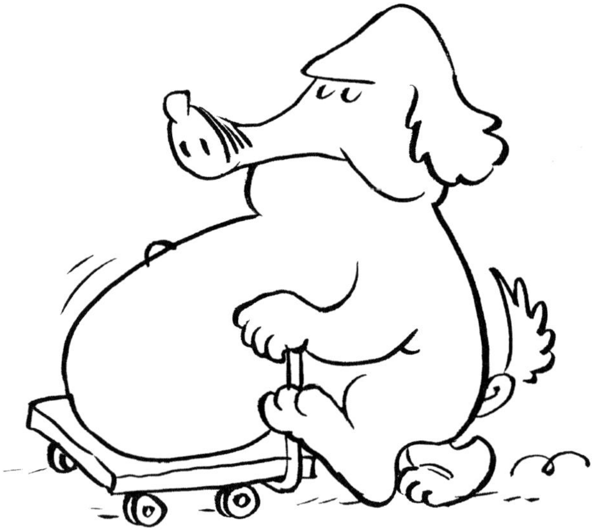

31. Energieüberschuss

Im Idealfall befinden sich Energiezufuhr und Energieverbrauch dabei im Gleichgewicht – du nimmst durch die Nahrung also genauso viele Kalorien zu dir, wie du benötigst. Doch Günter isst sehr gerne! Und meist steht uns Nahrung im Überfluss zur Verfügung, für die wir uns kaum noch bewegen müssen – schließlich öffnen wir heute einfach den Kühlschrank, wo wir früher erst ein wildes Tier erlegen mussten. Also essen wir oft mehr, als wir verbrauchen, und das Gleichgewicht verschiebt sich. Weil unser Körper aber keine wertvolle Energie verschenken will, speichert er sie nun ab: und zwar als Fett! Denn so hat er ein paar Reserven übrig, falls es doch mal wieder auf die Jagd geht ...

»Und wie bildet der Körper Fett?« Indem er das Fett aus unserer Nahrung speichert oder überschüssigen Zucker in Fett umwandelt! Dabei werden die Zuckermoleküle zunächst zu »Fettsäuren«, sehr wichtigen Fettbausteinen. Und je drei solcher Fettsäuren setzen dann die »Triglyceride« zusammen, das Speicherfett, das schließlich als Speck an Hüfte, Po und Oberschenkel landet. Dort bleibt es so lange, bis wir mehr Energie benötigen, als uns durch Glukose zur Verfügung steht: Dann lösen wir die Fettsäuren wieder aus dem Speck heraus und verwandeln sie in Glukose zurück, damit neue ATP-Energie entsteht. Verstanden?

Energiezufuhr
geringer als
Energieverbrauch?
Gewichtsabnahme!

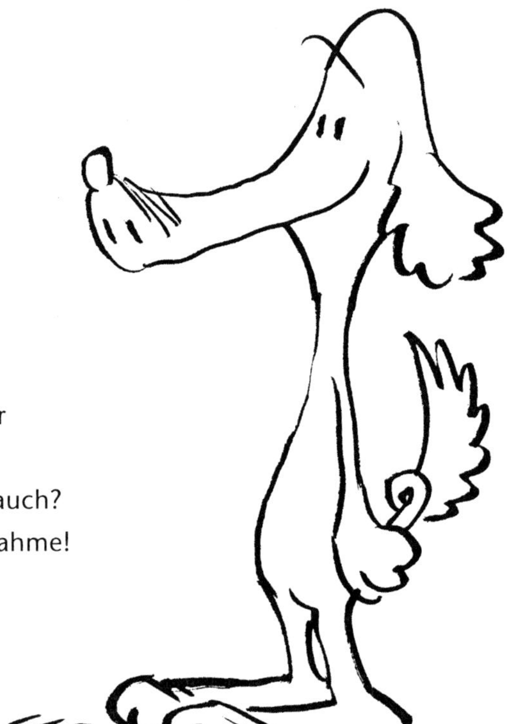

32. Weniger rein, mehr raus!

»Moment!«, ruft Günter. »Dann ist doch klar, wie du schlank wirst: weniger essen, als du verbrauchst, oder mehr verbrauchen, als du isst! So leert dein Körper nämlich seine Fettspeicher, und du nimmst ab.« Richtig, Günter, so verschiebt man das Gleichgewicht in eine andere Richtung: Man tankt weniger, als man verbrennt, oder verbrennt mehr, als man tankt. Also muss der Körper auf die Fettreserven zurückgreifen, damit er Energie bekommt, und das Übergewicht verschwindet. Sobald man wieder schlank genug ist, gleicht man Energiezufuhr und Verbrauch aneinander an: Dann isst man genauso viel, wie man verbrennt, und verbrennt so viel, wie man isst. Die Fettspeicher bleiben leer und der Körper schön schlank.

»Klingt logisch«, pflichtet Günter bei. »Aber dafür müsstest du hungern oder dich mehr bewegen! Doch wenn du hungerst, knurrt ständig dein Magen und du bist schlapp und mies gelaunt. Und Bewegung ist leider so anstrengend ...« Keine Sorge, guter Günter: Denn anstatt weniger zu essen, kann man auch schlauer essen! Wer seine Nahrung nämlich richtig zusammenstellt, isst sich satt und tankt dabei trotzdem nicht zu viel Energie. Und ein bisschen mehr Bewegung, Günter, ist halb so wild. Wetten?

Die vier
Hauptnahrungsgruppen:
Kohlenhydrate,
Fette, Eiweiße, Ballaststoffe.

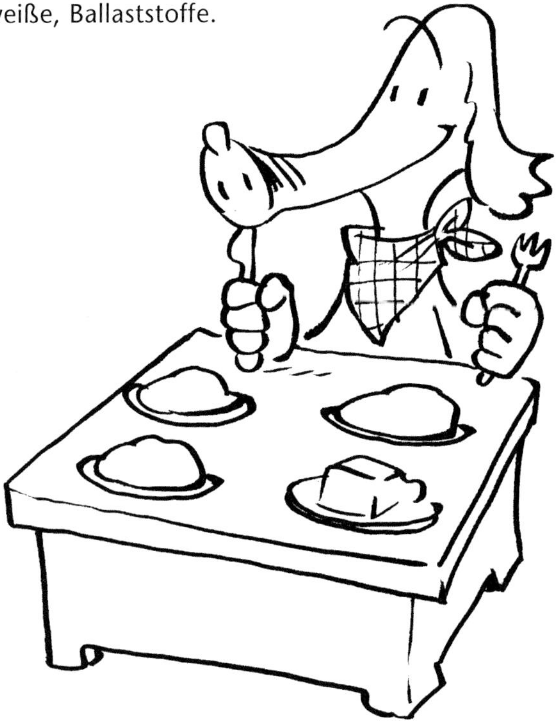

33. Vier Nahrungsgruppen

»Was soll das heißen?«, wundert sich Günter. »Kann man sich etwa satt essen und dabei trotzdem schlank werden?« Aber sicher! Denn wenn du in Zukunft etwas schlauer isst, darfst du fast alles essen, was du willst – wenn auch manchmal etwas anders zubereitet. Und du brauchst nicht einmal zum Spitzensportler, Möbelschlepper oder gar Nashornjäger zu werden: Dein Körper verbrennt die meisten Kalorien ohnehin von alleine, ohne große Anstrengung. »Das wäre ja hervorragend!« Nein, Günter: Das ist hervorragend.

Aber langsam! Um zu verstehen, wie diese Super-Diät funktioniert, sollten wir unsere Ernährung erst noch etwas besser kennen lernen. Und dafür widmen wir uns nun den vier Hauptnahrungsgruppen: den Kohlenhydraten, Fetten, Eiweißen und Ballaststoffen. Denn sobald uns klar ist, woraus sie bestehen und wie sie verdaut werden, wie sie zusammenspielen und dabei Energie liefern, brauchen wir nur noch eins und eins zusammenzuzählen: Dann werfen wir einfach einen Blick auf unsere Mahlzeiten und verstehen endlich, wie wir gut und viel essen und dabei trotzdem abnehmen können.

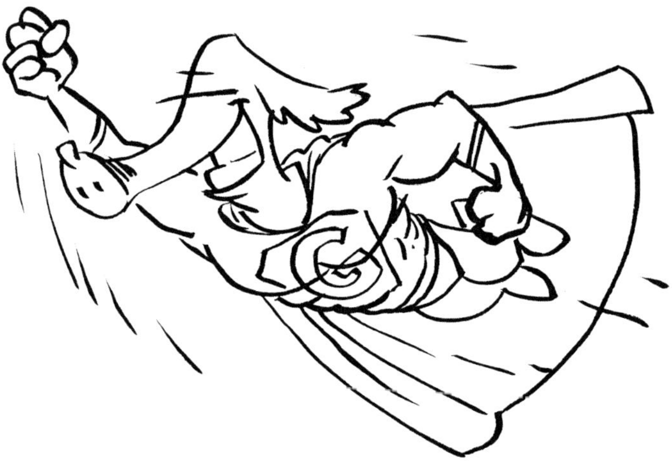

Kohlenhydrate
bestehen aus
Zuckern. Sie liefern
uns Energie.

34. Kohlenhydrate

Die erste große Nahrungsgruppe sind die Kohlenhydrate. Sie bestehen aus lauter Zuckermolekülen – kleine Kohlenhydrate aus einzelnen und große Kohlenhydrate aus langen Ketten von Zuckermolekülen. Kleine Kohlenhydrate sind zum Beispiel der Traubenzucker (Glukose), Fruchtzucker (Fructose), Rohrzucker (Saccharose) oder Milchzucker (Laktose). Trauben- und Fruchtzucker bestehen aus je einem Zuckermolekül, während Rohr- und Milchzucker aus zwei Molekülen zusammengesetzt sind. Solche kleinen Zucker schmecken süß und kommen beispielsweise in Obst, Honig oder den meisten Süßigkeiten vor. Ein großes (»komplexes«) Kohlenhydrat hingegen, das sich aus langen Zuckermolekülketten zusammensetzt, ist die Stärke. Man findet sie etwa in Kartoffeln, Mehl, Reis oder Nudeln. Und obwohl auch Stärke aus lauter Zuckermolekülen besteht, schmeckt sie nicht süß – schließlich sind die Zucker alle miteinander verknüpft und verknäult, sodass wir sie nicht schmecken können.

Die Kohlenhydrate sind unsere wichtigsten Energielieferanten. Sie liefern Glukose, die wir direkt zu Wasser und Kohlendioxid verbrennen können, wobei das energiereiche ATP entsteht. Bei einzelnen Zuckermolekülen geht das besonders schnell. Verknüpfte Zucker hingegen müssen wir beim Verdauen zunächst in ihre Einzelteile spalten. Erst dann werden auch sie zu Wasser und Kohlendioxid und stellen dabei ATP-Energie her.

Gesättigte Fettsäuren
machen dick und krank.
Ungesättigte Fettsäuren
halten jung und gesund.

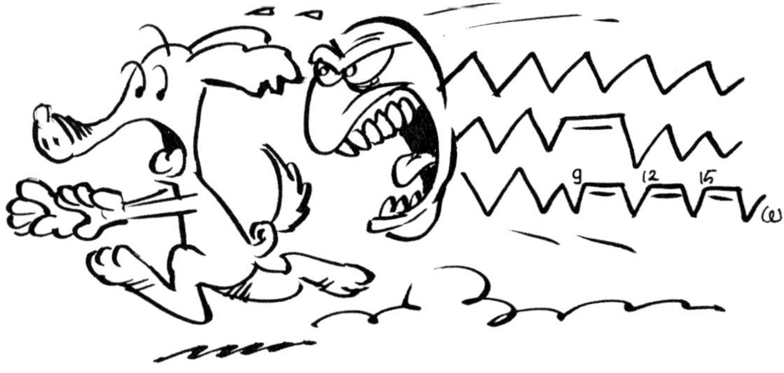

35. Fette

Die zweite große Nahrungsgruppe sind die Fette (oder »Lipide«). Sie sind für unseren Körper sehr wichtig: etwa als Hauptbaustoff für die Oberflächen unserer Zellen, besonders der Nervenzellen! Darüber hinaus entstehen aus Fetten lauter kleine biologische Helfer, wichtige Transportvehikel im Blut (»Lipoproteine«) oder bestimmte Hormone, wie einige Stress- und Geschlechtshormone. Außerdem speichern Fette Energie, polstern Körper und Organe und schützen uns damit vor Erschütterung und Unterkühlung.

Die wichtigsten Bausteine der Fette sind die Fettsäuren. Davon gibt es zwei große Kategorien: die gesättigten und die ungesättigten. Die gesättigten sind fest. Man findet sie vor allem in Fleisch, Wurst, Eiern und Milchprodukten (also etwa in Butter, Käse, Milch, Sahne), aber auch in vielen Fertignahrungsmitteln. Ungesättigte Fettsäuren hingegen sind flüssig. Sie stecken zum Beispiel in den meisten Ölen (wie Oliven- oder Rapsöl) oder fetten Fischsorten (Hering, Makrele, Lachs, Forelle, Thunfisch), sind aber auch im Fleisch von Wildtieren enthalten! Ungesättigte Fette helfen im Körper beim Stoffwechsel mit, deswegen sind sie sehr gesund. Gesättigte Fette hingegen nehmen kaum am Stoffwechsel teil und werden daher meist in den Fettzellen gespeichert. Ja, häufig stören sie den Körper sogar und verursachen einige Krankheiten! Drei zusammengesetzte Fettsäuren nennt man »Triglyceride«.

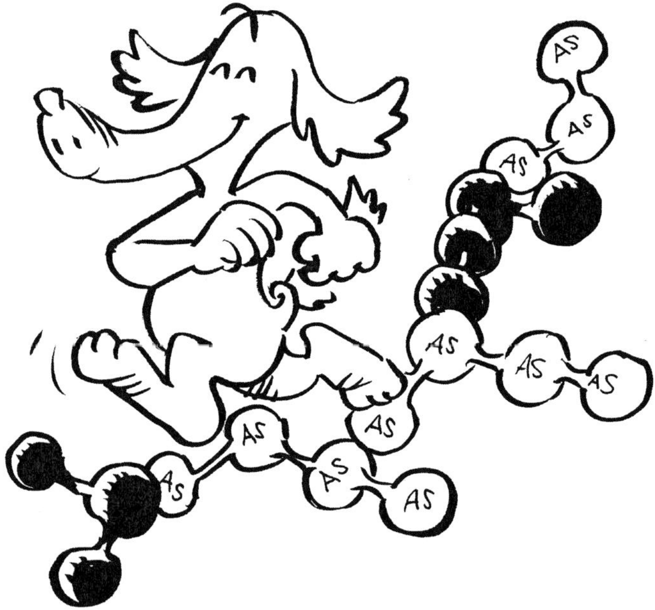

Eiweiße sind sehr wichtig. Sie bestehen aus Aminosäuren und stammen vor allem aus tierischen Nahrungsmitteln.

36. Eiweiße

Die dritte Gruppe sind die Eiweiße (oder »Proteine«). Auch sie übernehmen in unserem Körper viele wichtige Aufgaben: So sind Eiweiße etwa Bausteine von Zellen und Geweben, wie zum Beispiel unseren Blutkörperchen oder Muskeln. Außerdem bilden sie Hormone und Enzyme und fungieren ebenfalls als kleine Transportvehikel. Tierische Eiweiße finden sich in Fleisch, Fisch, Käse, Eiern oder Milch, pflanzliche in Soja, Mandeln, Nüssen, Getreide oder Hülsenfrüchten – wobei rein pflanzliche Ernährung meist zu wenig Eiweiß liefert, weshalb dabei häufig Probleme wie Muskelschwund oder erhöhte Infektanfälligkeit drohen. Wer dagegen zu viel Eiweiß isst, bildet zu viel Harnsäure und riskiert Gicht.

Eiweiße bestehen aus den so genannten »Aminosäuren«. Einige Aminosäuren kann der Körper selbst herstellen. Andere (die »essenziellen« Aminosäuren) muss man dagegen mit der Nahrung zuführen.

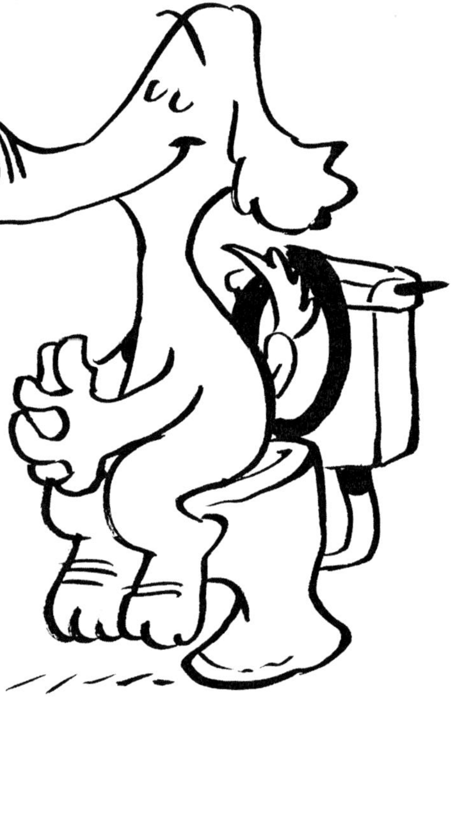

Ballaststoffe
helfen bei der
Verdauung und
liefern Wasser,
Vitamine und
Mineralstoffe.

37. Ballaststoffe

Die vierte und letzte große Nahrungsgruppe sind die Ballaststoffe (oder »Faserstoffe«). Man findet sie vor allem in Gemüse, Salat, frischem Obst und Vollkorngetreide. »Ballaststoffe?«, wundert sich Günter. »Was für ein seltsamer Name!« Ja, früher hat man geglaubt, dass die Ballaststoffe für unsere Ernährung unwichtig sind – sie also nur unnötigen »Ballast« darstellen. Mittlerweile weiß man aber: Sie sind alles andere als unwichtig!

Obwohl sie keine Kalorien enthalten (also auch keine ATP-Energie liefern können), spielen Ballaststoffe bei der Ernährung eine wichtige Rolle: Ihre Bestandteile (Cellulose, Lignin, Pektin sowie Pflanzenmehl- und Quellstoffe) helfen nämlich kräftig bei der Verdauung mit. Zum Beispiel indem sie den Transport des Nahrungsbreies durch den Darm regulieren. (Deshalb bekommt man auch leicht Verstopfung, wenn man zu wenige Ballaststoffe isst.) Oder indem sie die Fettverdauung bremsen und die Aufnahme von Kohlenhydraten verlangsamen, oder die Nahrung entgiften und damit sogar vor Darmkrebs schützen! Wir sollten also immer möglichst viele Ballaststoffe essen. Ach ja: Darüber hinaus enthalten ballaststoffreiche Lebensmittel meist auch jede Menge Wasser, Vitamine und Mineralstoffe (Spurenelemente wie Natrium, Kalium, Calcium, Magnesium, Eisen und so weiter).

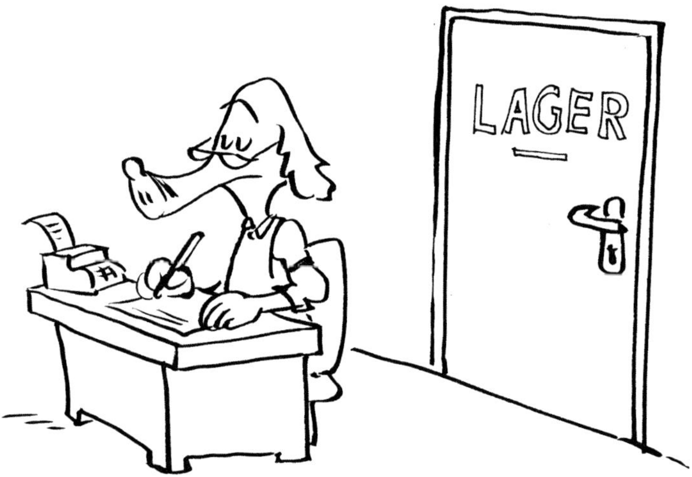

Kohlenhydrate: 4,1 kcal/g

Eiweiß: 4,1 kcal/g

Fette: 9,3 kcal/g

38. Die Kalorien der Nahrungsgruppen

»Okay, okay«, sagt Günter. »Unsere Nahrung enthält also vier Stoffgruppen: die Kohlenhydrate, Fette, Eiweiße und Ballaststoffe. Kohlenhydrate bestehen aus Zucker und liefern Energie. Fette bestehen aus Fettsäuren, wobei ungesättigte Fettsäuren jung und gesund halten und gesättigte Fettsäuren dick und krank machen. Eiweiße bestehen aus Aminosäuren und bilden wichtige Gewebe, Zellen und Enzyme. Und die Ballaststoffe helfen beim Verdauen mit und liefern Vitamine, Spurenelemente und Wasser.« Was für ein intelligenter Schweinehund!

»Schön und gut!«, findet Günter. »Aber können denn auch Fette und Eiweiße Energie liefern?« Ja, können sie. Nur muss sie unser Körper dafür zuerst in ein Kohlenhydrat umbauen, und zwar in Glukose. Nur so kann er sie verbrennen. »Und wie viel Energie liefern die einzelnen Gruppen?« Kohlenhydrate liefern exakt 4,1 Kalorien pro Gramm, Eiweiße ebenfalls 4,1 und Fette 9,3. »Also speichert Fett mehr als doppelt so viel Energie wie Kohlenhydrate oder Eiweiß?« Genau, Günter!

»Und die Ballaststoffe?« Die liefern überhaupt keine Energie. »Und Wasser? Wie viele Kalorien hat Wasser?« Auch Wasser hat keinerlei Kalorien, Günter.

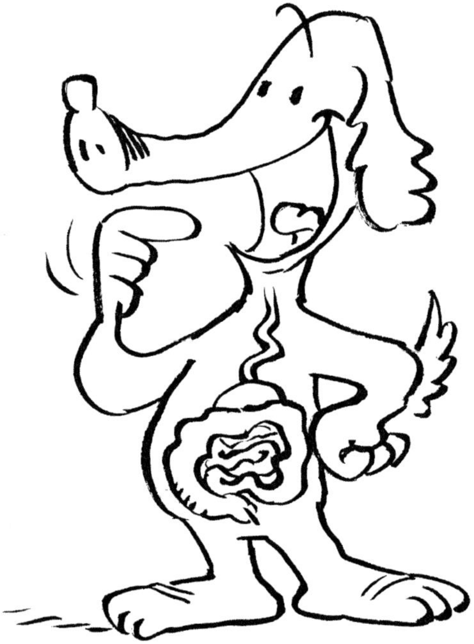

Mund:
schmecken
und kauen.
Magen:
zwischenlagern und
Eiweiß zerkleinern.
Dünndarm:
Kohlenhydrate und
Fette zerkleinern.

39. Mund, Magen, Dünndarm

Bevor wir unsere Nahrung aber verbrennen können, müssen wir sie zunächst mal verdauen. Betrachten wir also den Weg, den sie bei der Verdauung zurücklegt: Mund, Speiseröhre, Magen, Dünndarm und Dickdarm, Blut und Leber.

Unser Mund ist der Eingang in den Verdauungstrakt. Hier schmecken wir, was wir essen, zerkauen es in kleine Portionen und speicheln es ein. Dann rutscht unsere Nahrung die Speiseröhre hinunter und gelangt in den Magen, der sie für ein bis drei Stunden speichert und damit beginnt, die enthaltenen Eiweißsorten zu zerkleinern. Hierzu vermischt er unser Essen mit Salzsäure und so genannten »Pepsinen«, bestimmten Verdauungsenzymen. Es entstehen lauter kleine Verdauungsportionen, die nun Häppchen für Häppchen in den Dünndarm wandern. Dort verbleibt der Nahrungsbrei etwa sieben bis neun Stunden und vermischt sich mit weiteren Verdauungssäften, wie dem Enzym »Amylase«. Die kommt aus der Bauchspeicheldrüse und schneidet die Kohlenhydrate klein. Ein anderer Verdauungssaft der Bauchspeicheldrüse ist die »Lipase«. Sie zerkleinert die Fette. Auch Leber und Gallenblase helfen beim Verdauen mit: Sie schütten Gallensalze aus, die ebenfalls Fette zerkleinern.

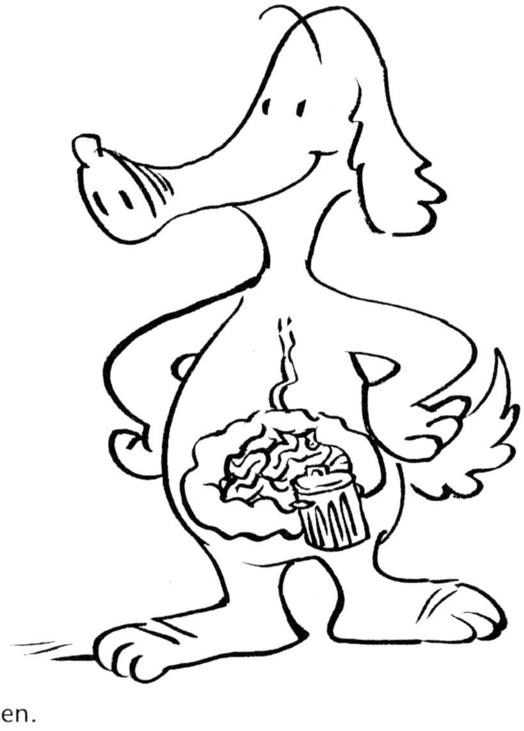

Dünndarm:
Aufnahme von
Nährstoffen
in die Darmzellen.
Dickdarm:
Abfallspeicherung.

40. Dünndarm und Dickdarm

»Also werden die Eiweiße vor allem im Magen zerkleinert und die Fette und Kohlenhydrate im Dünndarm?« Genau! »Und was passiert dann?«, will Günter wissen. Dann geht das Zerkleinern so lange weiter, bis nur noch lauter Mini-Einheiten übrig sind: klitzekleine Eiweiße, einzelne Aminosäuren, kurze Zucker, kleine Fette oder sogar einzelne Fettsäuren. Die können nämlich ganz leicht von der inneren Darmoberfläche aufgenommen werden – sie werden sozusagen von den Darmzellen verschluckt. Ach ja: Die Darmzellen nehmen auch alles andere auf, was ihnen der Nahrungsbrei Gutes bietet, wie etwa Wasser, Mineralstoffe oder Vitamine. Die Ballaststoffe bleiben im Darm übrig. Sie helfen beim Weitertransport der ehemaligen Nahrung.

Alles, was der Dünndarm nicht mehr braucht, wandert nun weiter in den Dickdarm. Hier wird dem verdauten Nahrungsbrei noch mehr Wasser entzogen und lauter fleißige Darmbakterien zersetzen ihn. Er wird immer trockener und braucht auf diese Weise nur wenig Platz. Deshalb kann unser biologischer Nahrungsabfall auch eine Weile gespeichert werden – zum Teil mehrere Tage lang! Wie praktisch: So müssen wir nicht ständig aufs Klo …

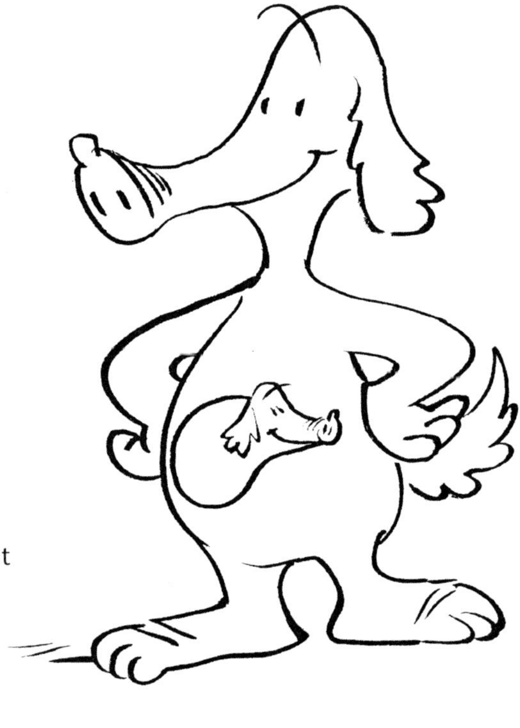

Die Leber baut Aminosäuren zu Proteinen um, Zucker zu Glykogen und Fette zu Cholesterin, Fettsäuren oder Triglyceriden.

41. Darmzelle und Leber

»Jetzt sind die kleinen Fette, Eiweiße und Kohlenhydrate also in den Darmzellen. Und was geschieht dort mit ihnen?« Die Eiweiße und Kohlenhydrate werden weiter zerkleinert, bis nur noch einzelne Aminosäuren und kleine Zuckermoleküle übrig sind. Die gelangen nun in die Leber, wo ein Teil von ihnen wieder zusammengesetzt wird: Aus Aminosäuren entstehen neue Eiweiße und aus Zucker wird »Glykogen«, eine lange Kohlenhydratkette – ähnlich wie die Stärke. So kann die Leber Energie speichern und bei Bedarf wieder abgeben, wozu sie die Glykogen-Ketten einfach wieder klein schneidet. Natürlich behält die Leber nur einen Teil der Aminosäuren und Zucker aus der Nahrung bei sich. Der größte Teil fließt mit dem Blut gleich in den übrigen Körper weiter, wo er zum Beispiel für den Aufbau von Zellen oder eben im Muskel für die Energie gebraucht wird.

»Und was passiert mit den Fetten?«, will Günter wissen. Ganz einfach: Die bauen unsere Darmzellen nun zu klitzekleinen Fettklumpen zusammen und geben sie ins Blut ab. Ein Teil davon gelangt ebenfalls in die Leber, die daraus Cholesterin, einzelne Fettsäuren oder ganze Triglyceride herstellt. Aus dem Cholesterin entstehen dann Hormone, Zellwände oder Gallensalze, die Fettsäuren dienen als Energienachschub, und die Triglyceride werden zum Speicherfett – weswegen manche Leute übrigens eine Fettleber bekommen, wenn sie zu viel essen ...

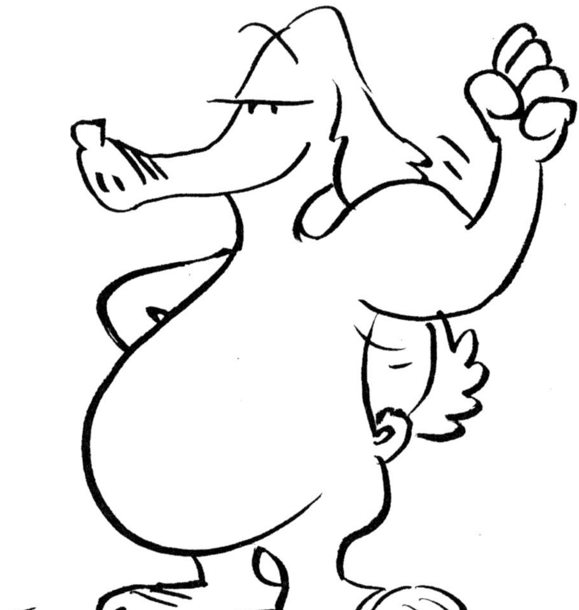

Das Fett im Blut wandert
entweder in die Speicher
der Fettzellen oder
zum Verbrennen in die
Muskeln.

42. Fett in Blut, Speck und Muskel

Die übrigen Fettklümpchen aus der Nahrung fließen nun durch unseren Körper. Dann werden sie von einem Enzym (namens »Lipoproteinlipase«) in lauter kleine Fettsäuren zerschnitten. Diese fließen nun frei im Blut herum, weshalb man sie auch »freie« Fettsäuren nennt. So liefern sie entweder direkten Energienachschub für die Muskeln oder sie wandern in die Fettzellen, wo auch sie zu Triglyceriden zusammengesetzt und als Fett-Tröpfchen im Speck gespeichert werden.

»Und wie entscheidet sich, ob wir die freien Fettsäuren in Energie verwandeln oder als Speck speichern?« Das hängt davon ab, wie viel Zucker unseren Muskeln zur Verfügung steht. Denn Zucker (genauer gesagt Glukose) verbrennen die Muskeln am liebsten. Wenn also genügend Zucker da ist, muss die Glukose nicht extra aus Fettsäuren hergestellt werden. Fehlt der Zucker jedoch, greifen die Muskeln auf Fette zurück. (Und wenn nicht einmal mehr Fette übrig sind, verwandeln unsere Muskeln die Aminosäuren der Eiweiße in Glukose und verbrennen sie.)

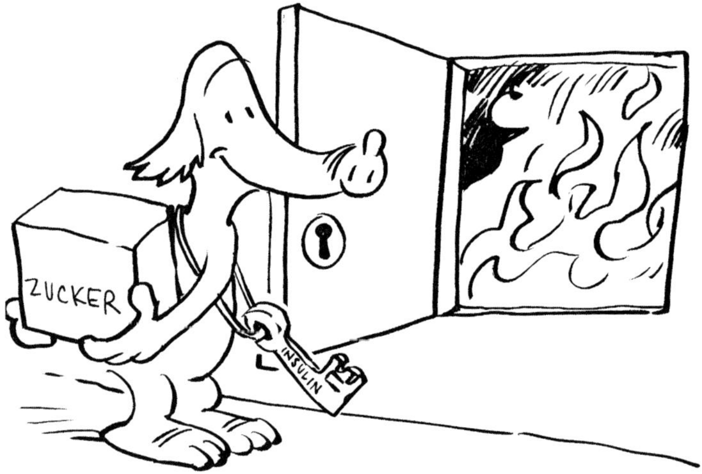

Insulin schließt dem Zucker die Zellen auf. So kommt der Zucker hinein und wird verbrannt.

43. Zucker und Insulin

»Habe ich das richtig verstanden: Der Körper verbrennt also lieber Zucker als Fett?« Genau, Günter. »Aber warum? Nach dem Essen ist doch meist auch Fett und Eiweiß im Blut!« Na, weil Glukose und Sauerstoff direkt zu Wasser und Kohlendioxid verbrannt werden können – so entsteht die ATP-Energie ganz leicht. Fette und Eiweiße dagegen müssen erst mühsam in Glukose umgewandelt werden.

»Logisch!«, pflichtet Günter bei. »Sobald man also Kohlenhydrate gegessen hat, bekommt das Blut eine Ladung Süßes ab, der Glukose-Zucker wandert in die Zellen und wird dort verbrannt.« Genau! Allerdings kommt der Zucker nicht so ohne weiteres in die Zellen hinein, denn die Zellen sind verschlossen. Also braucht er zunächst einen Schlüssel, der ihm die Zellen aufschließt: das »Insulin«, ein Hormon der Bauchspeicheldrüse! Und das geht so: Immer wenn man Kohlenhydrate gegessen hat, wandern kleine Zuckerstückchen ins Blut und der Blutzucker steigt an. Nun schüttet die Bauchspeicheldrüse Insulin aus, das Insulin schließt dem Zucker die Zellen auf, der Zucker kann eintreten und dir Energie liefern. Ganz einfach.

Insulin hilft auch
beim Fettspeichern.
Also macht es dick.

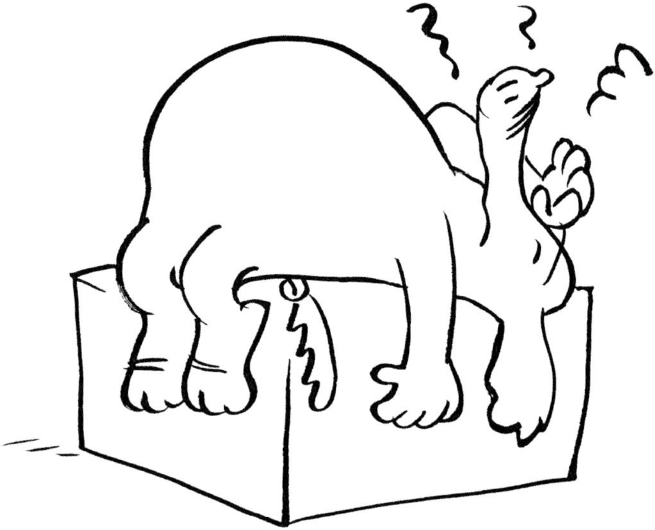

44. Fett und Insulin

»Prima«, freut sich Günter, »dann hilft Insulin also, Energie zu gewinnen. Hoffentlich hast du immer viel Insulin im Blut!« Hoffentlich nicht, Günter, denn Insulin hat noch andere Wirkungen: So schließt Insulin nämlich auch die Fettzellen auf – allerdings nicht, damit dort Zucker hineinkann, sondern die freien Fettsäuren! Sobald man also Kohlenhydrate gegessen hat, bewirkt Insulin, dass der Zucker aus dem Blut in die Muskelzellen gelangt und das Fett in die Fettzellen – so können deine Muskeln nämlich in aller Ruhe Zucker verbrennen und müssen sich nicht mit dem fettigen Ersatzbrennstoff herumschlagen. Und in den Fettzellen wiederum hilft Insulin dabei, die frisch aufgenommenen Fettsäuren in Triglyceride umzuwandeln und zu speichern – als hässlichen Schwabbelspeck, den du eigentlich loswerden willst. Sobald du also Insulin im Blut hast, ist es unmöglich, Fett abzubauen …

»Moment: Das bedeutet ja, dass Insulin dick macht!« Richtig, Günter. Insulin sorgt dafür, dass die Fettpölsterchen anschwellen, indem es die Fettsäuren aus dem Blut auf die Hüften packt. »Aber kannst du das nicht verhindern?«, drängt Günter. »Schließlich willst du nicht dicker, sondern schlanker werden!« Aber natürlich, Herr Schweinehund – immer mit der Ruhe! Deswegen besprechen wir ja alles so ausführlich: Auch Günter soll genau verstehen, wie die Dinge zusammenspielen.

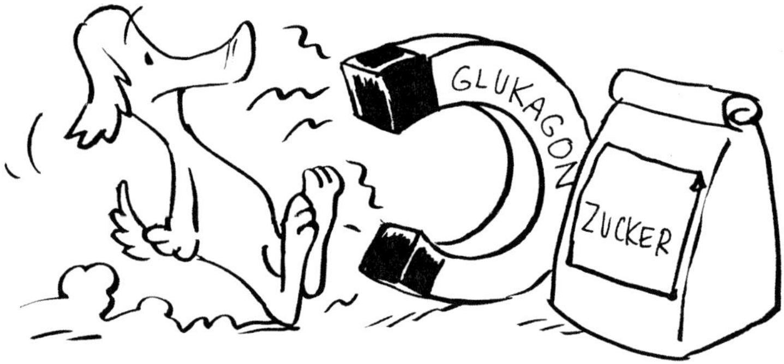

Glukagon sorgt für Zuckernachschub: durch Hunger, Glykogen- und Fettabbau.

45. Insulin und Glukagon

Zurück zur Bauchspeicheldrüse: Ein anderes ihrer Hormone ist das »Glukagon«. Im Gegensatz zu Insulin wird Glukagon nicht ausgeschüttet, wenn dein Blutzucker steigt, sondern wenn er sinkt! Denn während Insulin den Brennstoff aus dem Blut in die Muskelzellen hineinlässt, sorgt Glukagon für immer neuen Brennstoff im Blut: Erstens indem Glukagon hungrig macht – wenn dein Blutzuckerspiegel sinkt, sollst du also bald wieder etwas essen. Zweitens indem es in der Leber hilft, Glykogen abzubauen und somit neuen Zucker ins Blut abzugeben. Und drittens indem Glukagon die gespeicherten Triglyceride wieder in freie Fettsäuren umwandelt, sie aus den Fettzellen hinauslässt und in die Muskelzellen schickt. Dort werden die Fettsäuren dann in Glukose verwandelt und verbrannt.

»Also macht Glukagon schlank, indem es deine Fettspeicher leert?« Super, Günter, du hast es verstanden: Insulin macht dick und Glukagon schlank. »Dann sorge doch dafür, dass du immer möglichst wenig Insulin und viel Glukagon im Blut hast! So verbrennst du Fett statt Zucker, deine Fettzellen leeren sich und du bleibst schlank.« Nicht ganz, Günter, denn das viele Glukagon würde nur unnötig Hunger und Appetit machen. Und das hält man nicht lange aus. »So wie bei FDH-Diäten?« Ganz genau …

Zu süß macht
hungrig – und dick.

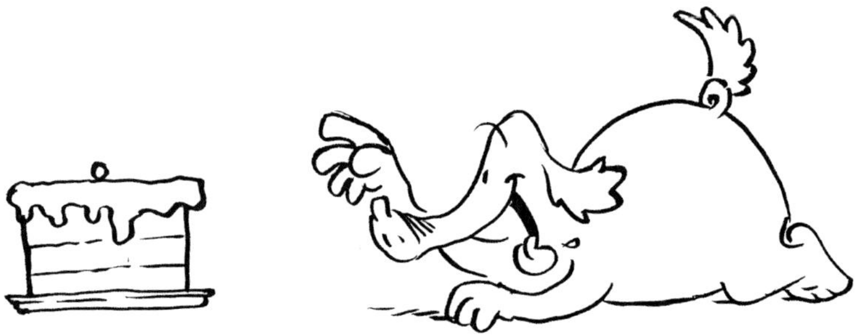

46. Die Hungerfalle

Also noch mal der Reihe nach: Sobald dein Blutzucker steigt, schüttet die Bauchspeicheldrüse Insulin aus. Das schleust den Zucker in die Zellen ein, und der Blutzucker sinkt wieder. Doch wenn der Blutzucker sinkt, schüttet die Bauchspeicheldrüse Glukagon aus. Und das wiederum macht Hunger, baut Glykogen und Fett ab und sorgt letztlich für einen erneuten Anstieg des Blutzuckerspiegels, der anschließend natürlich wieder wegen des Insulins abfällt. Also: Blutzucker rauf, Blutzucker runter, Blutzucker wieder rauf und wieder runter – eine Kettenreaktion, die leider immer neuen Hunger hervorruft.

»Das ist aber doof!« Ja, und es kann zu einer richtigen Hungerfalle werden. »Wie denn?«, will Günter wissen. Ganz einfach: indem man besonders süße Kohlenhydrate wie Schokolade, Bonbons, Kekse oder Eis isst. Denn je süßer das Essen, desto steiler der Blutzuckeranstieg. Je steiler der Anstieg, desto stärker die Insulinausschüttung. Und je mehr Insulin im Blut ist, desto niedriger wird der Blutzuckerspiegel. Doch je weniger Zucker, desto mehr Glukagon. Und je mehr Glukagon, desto größer der Hunger! Dumme Sache …

Wer Süßes isst,
will immer wieder
Süßes essen.

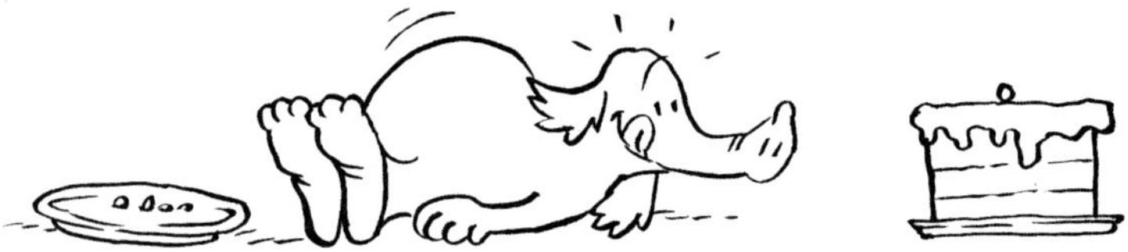

47. Vorsicht, süß!

»Moment mal!«, empört sich Günter. »Das bedeutet ja, dass Süßigkeiten gar keinen Hunger stillen, sondern Hunger machen!« Exakt: Denn wer Süßigkeiten isst, sorgt zwar für schnellen Energienachschub, ist hinterher allerdings genauso schnell wieder hungrig, weil Süßigkeiten viel zu schnell verbrannt werden, um langfristig Energie liefern zu können! Also: Lust auf Süßes, Zucker essen, Zucker rauf, Zucker runter, Lust auf Süßes. Was glaubst du wohl, warum du nach ein paar Keksen bald wieder Appetit auf weitere Kekse hast? Das ist in etwa so, als würde man einen Ofen nur mit Stroh heizen – und deswegen ständig frieren müssen …

»Wenn man also viel Süßes isst, dann hat man immer Hunger.« Genau, denn dann hat man ständig Glukagon im Blut. »Aber isst man dabei nicht auch insgesamt zu viel?« Natürlich! Schließlich haben Zucker-Junkies immer einen Extra-Hunger, durch den sie beim Essen hemmungslos zulangen. Dummerweise nehmen sie so lauter unnütze Kalorien zu sich und werden immer dicker. Denn wer mehr isst, als er verbraucht, verwandelt die überschüssige Glukose in Fettsäuren. Und die wandert dann als Speck an die Hüften. Wenn das Essen neben den Kohlenhydraten auch noch Fette enthält, droht ein weiteres Problem: Weil Insulin nämlich Zucker in die Muskelzellen einbaut, wandert alles Fett gleichzeitig in die Fettzellen …

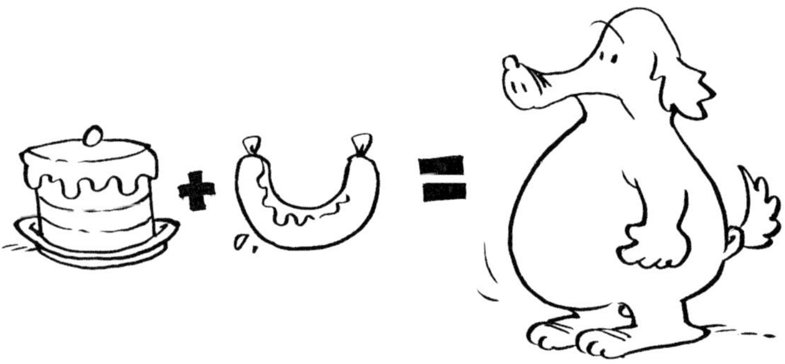

Süße Kohlenhydrate + Fette = Speck

48. Wie du dick wirst

»Dann weiß ich jetzt genau, wie du dick wirst!« Günter wedelt stolz mit seinem Ringelschwanz und referiert, was er gelernt hat: »Du wirst dick, wenn du zu süß isst, Kohlenhydrate gemeinsam mit Fetten isst oder insgesamt mehr Kalorien verdrückst, als du verbrauchst.« Super, Günter, braver Schweinehund! Und jetzt noch mal zum Mitschreiben ...

Wenn du besonders süße Kohlenhydrate isst, steigt dein Blutzucker schnell an. Also muss deine Bauchspeicheldrüse besonders viel Insulin ausschütten. Dann jedoch fällt der Blutzucker wieder steil ab, und die Bauchspeicheldrüse produziert Glukagon. Das wiederum macht Hunger, sodass du also bald wieder isst und schließlich immer dicker wirst.

Auch wenn du süße Kohlenhydrate gemeinsam mit Fetten isst, wirst du dick. Denn dann wandert das Nahrungsfett dank Insulin sofort in die Fettzellen – schließlich produzierst du deine ATP-Energie am liebsten mit Glukose, die in den süßen Kohlenhydraten ja im Überfluss steckt!

Zu viele Kalorien
machen dick.

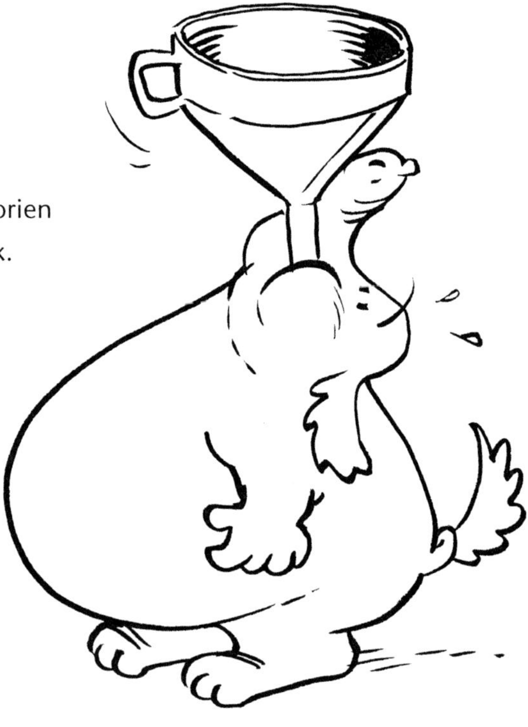

49. Süß, fettig, viel

Und wenn die Gesamtkalorienmenge deiner Nahrung den Kalorienverbrauch übersteigt, wird der Kalorienüberschuss zum Speck – unabhängig von der Nährstoffgruppe: Schließlich können sich auch Kohlenhydrate und Eiweiße in Fettsäuren verwandeln. Vor allem wenn du zu viele Kohlenhydrate isst, wird die überschüssige Glukose zum Speicherfett. Und wenn du zu viele Fette isst, wandern sie direkt in die Speckspeicher – als Energienachschub für die nächste Diät ...

Du siehst also: Um ordentlich zuzunehmen, musst du eigentlich nur zu viele Fette und Kohlenhydrate essen und dich möglichst wenig bewegen. In diesem Sinne: fröhliches Dickwerden!

»Hey, was soll das?«, motzt Günter. »Ich will doch nicht wissen, wie du dick wirst, sondern wie du schlank wirst!« Auch kein Problem: Man muss einfach die Mechanismen umdrehen und ein bisschen nachdenken ...

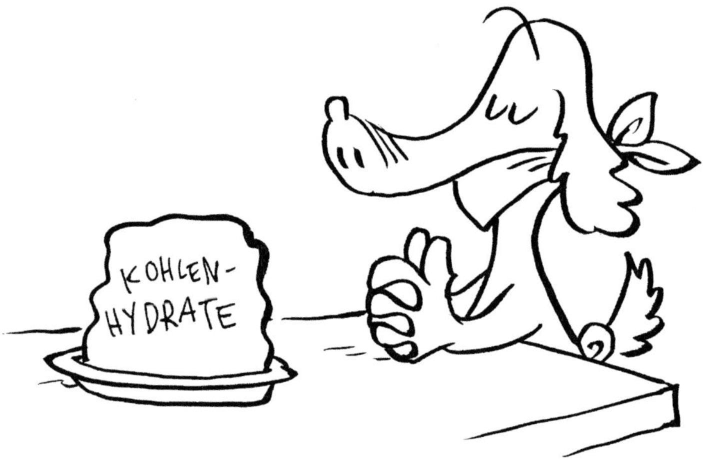

Iss weniger Kohlenhydrate! Das spart Kalorien, Insulin und macht Platz für gute Ballaststoffe.

50. Wie du schlank wirst

»Ich glaube, ich hab's!«, freut sich Günter. »Schlank wirst du, indem du insgesamt weniger Kohlenhydrate isst, vor allem weniger süße. Iss lieber solche Kohlenhydrate, die den Zucker nur langsam ins Blut abgeben. Außerdem solltest du weniger Fette essen und die direkte Kombination von Fetten und Kohlenhydraten vermeiden. Iss stattdessen lieber mehr Ballaststoffe, trink viel Wasser, und ernähre dich insgesamt bewusster – vor allem iss nicht automatisch oder nur aus Gewohnheit. Iss dich aber satt und verbiete dir nichts. Ach ja: Und mehr bewegen solltest du dich auch.« Prima, Günter wird noch Ökotrophologe! »Was werde ich?« Ernährungswissenschaftler ... Aber nun noch mal die zehn wichtigsten Ernährungstipps zum Mitschreiben.

Erstens: Iss weniger Kohlenhydrate! Sehr viele Kohlenhydrate kannst du nämlich ersatzlos aus der Nahrung streichen: zum Beispiel die Brotbeilage im Restaurant, den Zucker im Kaffee oder unnötig große Kartoffelberge. Auf diese Weise sparst du Kalorien, hast deinen Insulinspiegel im Griff und mehr Platz für gesunde Ballaststoffe und Wasser.

Iss weniger süße Kohlenhydrate! Iss Kohlenhydrate, die den Blutzucker nur langsam steigen lassen!

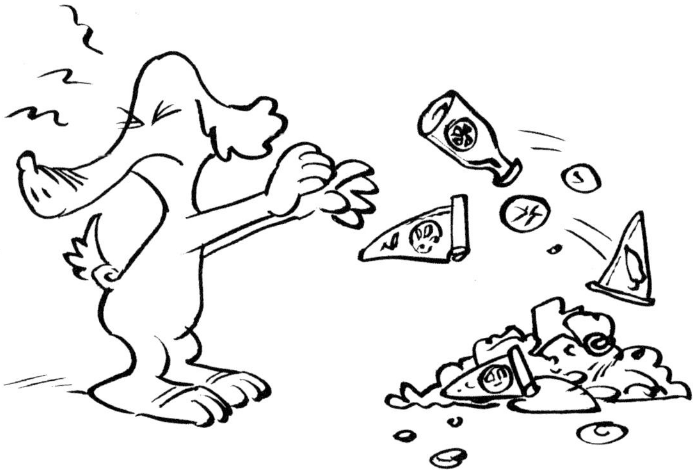

51. Gute Zucker, schlechte Zucker

Zweitens: Iss vor allem weniger süße Kohlenhydrate! Leider steckt unsere tägliche Nahrung oft voller Süßkram: Egal ob Limonade oder Energy-Drink, Croissant oder Nussecke – zu süß führt in die Insulin-Achterbahn, und die macht dir immer wieder Hunger und schaufelt Fett in den Bauchspeck. Doch leider stecken solche süßen Kohlenhydrate auch in vielen Nahrungsmitteln drin, die eigentlich »salzig« schmecken – wie zum Beispiel in Pizzateig, Kräckern oder Ketchup. Also werfen wir später noch einen genaueren Blick auf häufige Zuckerfallen. Sogar Bier steckt übrigens voller schlechtem Zucker! Kaum zu glauben …

Drittens: Iss stattdessen lieber gute (weniger »süße«) Kohlenhydrate! Denn manche Kohlenhydrate geben ihre Zuckermoleküle so langsam ins Blut ab, dass der Insulinspiegel dabei kaum ansteigt. So bekommen deine Zellen ihren Glukosenachschub über eine viel längere Zeit – und du bleibst schön satt! Solche guten Zucker stecken etwa in Erbsen, Wildreis oder Vollkornbrot. Auch dazu später mehr. Ach ja: Gute Kohlenhydrate senken übrigens auch die Blutwerte der so genannten »bösen« Fette Triglyceride und »LDL-Cholesterin«, die häufig Arteriosklerose, Herzinfarkte und Schlaganfälle ankündigen!

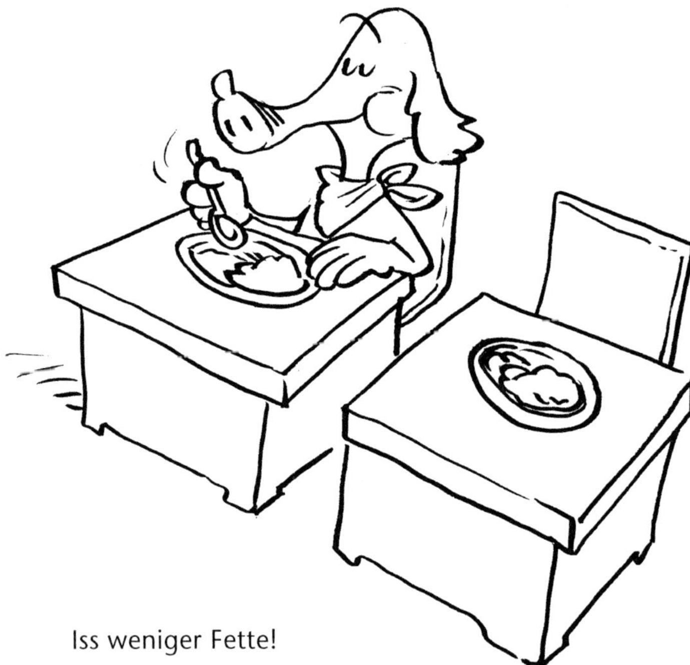

Iss weniger Fette!
Iss Fette und
Kohlenhydrate
nicht gemeinsam!

52. Fette und Zucker

Viertens: Iss insgesamt weniger Fette! Denn dann nimmst du weniger Kalorien zu dir, die du verbrennen musst, und wirst oder bleibst schlank. Isst du jedoch zu viel, schwillt die Schwarte weiter. Gute Öle allerdings sollst du essen – später mehr dazu.

Fünftens: Iss Fette und Kohlenhydrate nicht gemeinsam! Denn sobald du Kohlenhydrate im Blut hast, ist auch Insulin im Blut – und dann wandert alles Fett in die Fettzellen. Wenn du also Fette isst, dann achte darauf, nicht gleichzeitig Kohlenhydrate zu essen – ganz besonders keine süßen! Und wenn du Kohlenhydrate isst, dann iss dazu keine Fette! Wenn du beide aber zeitlich getrennt zu dir nimmst, kannst du aus beiden Energie gewinnen: Dann verbrennst du die Fette, weil gerade keine Kohlenhydrate im Blut sind, oder du verbrennst die Kohlenhydrate, ohne gleichzeitig Fett zu speichern. Schlau, oder?

Leider enthalten sehr viele unserer Nahrungsmittel solche Zucker-Fett-Kombinationen – vor allem industriell produziertes Fertigfutter. Und so tun wir gut daran, in Zukunft deutlich weniger Schokoriegel, Tütensuppen, Kartoffelchips, Hamburger mit Pommes frites oder Pulver-Cappuccino zu konsumieren ...

Iss möglichst viele Ballaststoffe!

Trink viel Wasser!

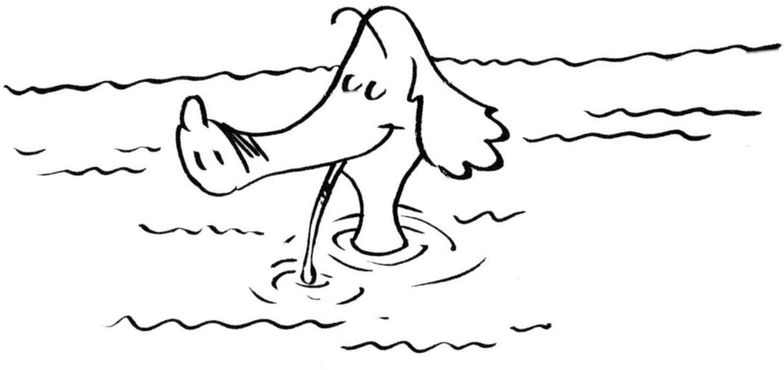

53. Ballaststoffe und Wasser

Sechstens: Iss viele Ballaststoffe! Sie machen satt, ohne Kalorien zu liefern. Außerdem enthalten ballaststoffreiche Lebensmittel oft viel Wasser, Vitamine, Mineralien und lauter gesunde Farbstoffe (so genannte »sekundäre Pflanzenstoffe«), die vor Krebs und Arteriosklerose schützen. Zudem fördern Ballaststoffe die Verdauung und bremsen die Aufnahme von Fetten und Kohlenhydraten. Und trink zu Ballaststoffen immer viel Wasser – so können sie im Darm quellen und machen noch besser satt.

Siebtens: Trink überhaupt viel Wasser – am besten 1,5 bis 2 Liter pro Tag! Dein Körper funktioniert immer dann besonders gut, wenn du jede Zelle schön feucht hältst. Viel Wasser hilft dir also beim Bewegen, Verdauen, Denken, Entspannen und sogar beim Entgiften – über die Niere kannst du Gifte nämlich buchstäblich wegpinkeln. Außerdem sorgt Wasser für mehr Volumen in Magen und Darm, weswegen du weniger Hunger hast – vor allem, wenn du wasserreiche Lebensmittel isst, die dich lange satt halten und trotzdem nur mit wenigen Kalorien versorgen. Wasser kurbelt sogar den Kalorienverbrauch an – so verbrennt ein Liter kaltes stilles Wasser etwa 100 Kalorien! Am besten trinkst du Wasser übrigens immer schön regelmäßig über den Tag verteilt und nicht erst dann, wenn du durstig bist. Denn Durst bedeutet, dass dein Körper bereits austrocknet ... Na denn: prost!

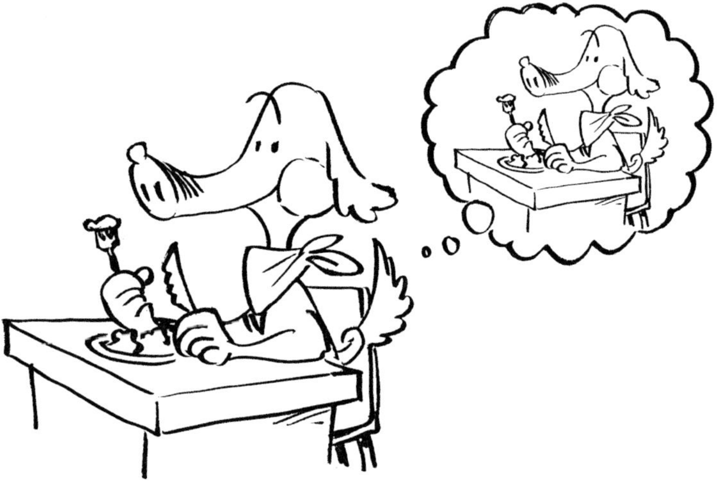

Ernähre dich bewusst!
Iss dich satt und sündige
zwischendurch!

54. Bewusst essen!

Achtens: Ernähre dich bewusst! Achte darauf, was du isst und welche Lebensmittel du kaufst (oder dir kaufen lässt)! Denn Nahrungsmüll isst du häufig nur deswegen, weil eben nichts anderes im Kühlschrank ist. Wenn du also das nächste Mal im Supermarkt stehst, dann lies dir zuerst die Nährstoffangaben auf den Packungen durch, bevor das Essen im Einkaufswagen landet! Welche Inhaltsstoffe stecken darin? Wie viele Fette, Kohlenhydrate und Kalorien? Und hinterfrage deine Essgewohnheiten! Stopfe zum Beispiel nicht einfach alles in dich hinein, was auf dem Tisch steht, sondern denk häufiger mal nach! Müssen die Pommes frites wirklich sein? Kannst du den Nachtisch nicht mal stehen lassen? Musst du vorm Fernseher wirklich eine Tüte Chips aufmachen oder beim kleinsten Frust Schokolade naschen? Und musst du im Restaurant tatsächlich immer alles aufessen? Wohl kaum.

Neuntens: Iss dich satt und »sündige« mal zwischendurch! So vermeidest du Heißhungerattacken und Diätfrust. Denn wenn du meistens das Richtige isst, hält die Sättigung lange an, und die Kalorienaufnahme stimmt – also darf es zwischendurch auch gerne mal das Falsche sein …

Beweg dich! Das verbrennt Kalorien
und hält dich gesund.

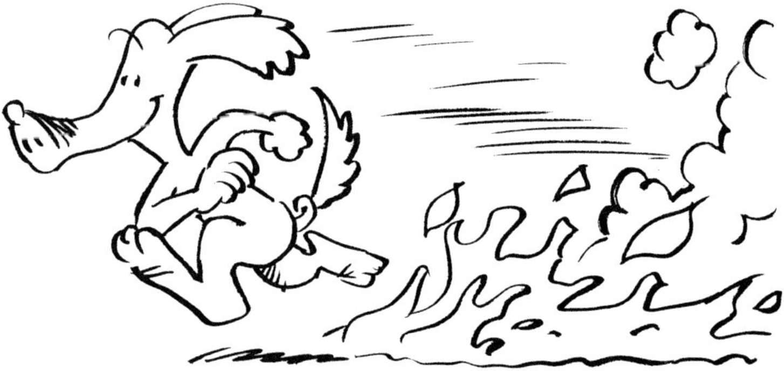

55. Bewegung

Zehntens: Beweg dich! Denn wer sich regelmäßig bewegt, verbrennt nicht nur mehr Kalorien, er lebt auch insgesamt gesünder: Sein Herz-Kreislauf-System bleibt bis ins hohe Alter funktionstüchtig, Infarkt, Bluthochdruck und Diabetes haben keine Chance und die Lebensqualität steigt – durch Fitness, Aktivität und Stolz. Ach ja: Auch die eine oder andere Ernährungssünde fällt dann nicht so sehr ins Gewicht … Dabei muss es übrigens nicht gleich der Profi-Club oder das Marathontraining sein! Meist genügt schon regelmäßige, leichte Bewegung an der frischen Luft, damit du dich spürbar besser fühlst. Und mit ein bisschen mehr Bewegung oder sogar Sport purzeln plötzlich auch deine Pfunde! Denn so baust du Muskeln auf – und Muskeln fressen Kalorien …

»Wow!« Günter ist beeindruckt. »Das hört sich alles gar nicht so schwierig an.« Richtig, lieber Schweinehund: Genau genommen ist es sogar ziemlich einfach, mit diesen Ernährungstipps abzunehmen – man muss sie nur in die Tat umsetzen.

Und damit das möglichst leicht fällt, gehen wir nun direkt zur Praxis über: Wie wendest du die Tipps für dich am besten an? Welche Details solltest du dabei beachten? Welche Probleme könnten auftauchen, und wie löst du sie am besten? Bald wird Günter wirklich ein ziemlich schlanker Schweinehund sein.

Die meisten Lebensmittel enthalten mehrere Nahrungsgruppen gleichzeitig. Denk mit und informiere dich – lies zum Beispiel auf der Verpackung nach!

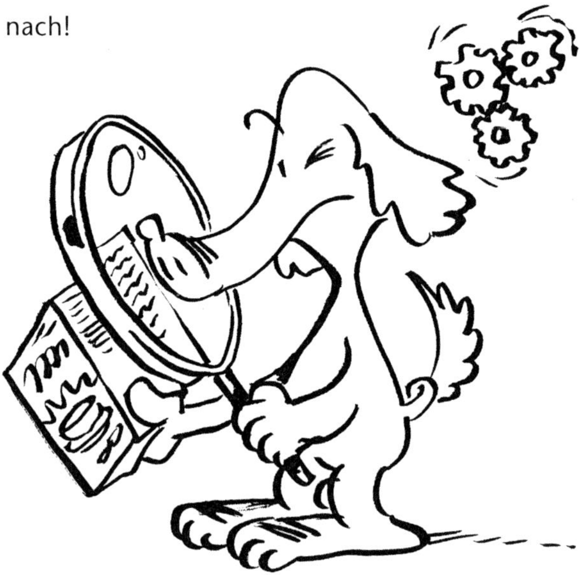

56. Was ist was?

Bislang war viel von Fetten, Kohlenhydraten, Eiweißen und Ballaststoffen die Rede. Doch wo stecken diese Stoffe überhaupt in deiner Nahrung drin? Es wäre schließlich sinnlos, etwas reduzieren zu wollen, ohne zu wissen, was ... Also konzentrieren wir uns nun auf die Lebensmittel selbst! Was enthält was? Und wie viel?

Die meisten Nahrungsmittel enthalten mehrere Stoffgruppen gleichzeitig. So besteht etwa ein Steak vor allem aus Eiweißen (tierische Muskelzellen) und Fetten (tierisches Speicherfett, also Triglyceride). Ein Cappuccino enthält Wasser, Eiweiße (Milch), Fette (Milch) und Kohlenhydrate (weißer Haushaltszucker). Oder Weintrauben bestehen aus Ballaststoffen, Kohlenhydraten (Fruchtzucker) und ebenfalls viel Wasser. Und bei Lebensmitteln aus dem Supermarkt kann man auf der Verpackung nachlesen, was drin ist – meist als »durchschnittliche Nährwerte pro 100 Gramm«. So enthalten zum Beispiel 100 Gramm Kartoffelchips etwa 500 Kalorien, 6 Gramm Eiweiß, 50 Gramm Kohlenhydrate und 33 Gramm Fett. 100 Gramm ungekochte Spaghetti dagegen enthalten etwa 350 Kalorien, 11 Gramm Eiweiß, 72 Gramm Kohlenhydrate, 2 Gramm Fett und 3 Gramm Ballaststoffe.

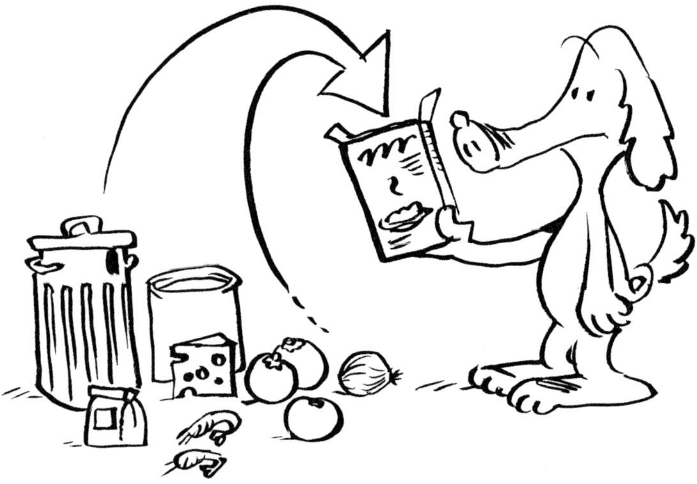

Welche Zutaten sind in den Nahrungsmitteln drin?

57. Die Zutatenliste

Auch aus welchen einzelnen Zutaten die Lebensmittel bestehen, steht häufig auf der Verpackung drauf – übrigens nach ihrer Menge geordnet, von viel nach wenig. So besteht etwa eine Tiefkühlpizza »Frutti di Mare« häufig aus »Weizenmehl, Tomaten (18%), Garnelen (15%), Edamer Käse (14%), Wasser, Zwiebeln, Margarine ...« und so weiter. Daraus kannst du also schließen, dass diese Pizza mehr Weizenmehl als Tomaten enthält, oder eben weniger Margarine als Wasser. »Ich kann also auf vielen Packungen nachlesen, was im Essen drinsteckt?« Genau, Günter, Nachlesen lohnt sich.

Doch konzentrieren wir uns zunächst auf die Nahrungsgruppe, die besonders dick macht: die Kohlenhydrate! Die sind nämlich in ziemlich vielen Nahrungsmitteln enthalten. Und weil vor allem besonders süße Kohlenhydrate dick machen, sollten wir wissen: Wo stecken sie drin? In welcher Menge? Und wie süß sind sie eigentlich? Genau darüber geben uns zum Glück zwei spannende Werte Auskunft: der »glykämische Index« und die »glykämische Last«.

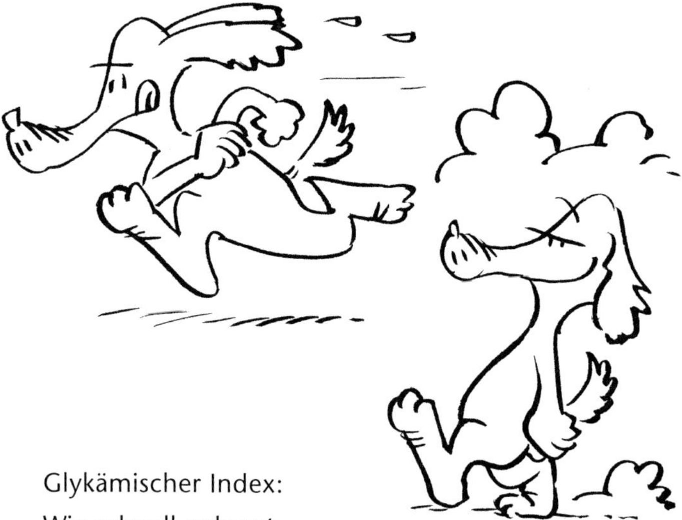

Glykämischer Index:
Wie schnell gelangt
der Zucker ins Blut?

58. Der glykämische Index

Der »glykämische Index« (GI) gibt an, wie schnell ein Kohlenhydrat ins Blut aufgenommen wird, also wie »süß« es auf deinen Körper wirkt. »Glykämie« bedeutet übrigens »Zucker im Blut«. Kohlenhydrathaltige Lebensmittel, die den Blutzucker schnell und/oder hoch ansteigen lassen, haben einen hohen glykämischen Index, solche, die den Blutzuckerspiegel nur geringfügig beziehungsweise langsam erhöhen, dagegen einen niedrigen.

Weil der Körper sehr gerne Glukose, also Traubenzucker, verbrennt und Glukose einen besonders schnellen Blutzuckeranstieg bewirkt, hat man dem glykämischen Index der Glukose den Wert »100« gegeben. Also gelten Nahrungsmittel, deren Index ähnlich hoch ist, als besonders »süß« und damit als schlecht – sie lösen nämlich leicht eine Überzuckerung mit all ihren negativen Folgen aus. Solche »schlechten« Kohlenhydrate haben GI-Werte über 70, »mittlere« Kohlenhydrate liegen zwischen 50 und 70 und »gute« Kohlenhydrate unter 50. »Das finde ich ein bisschen abstrakt ...«, bemerkt Günter nicht zu Unrecht. Also schnell ein paar Beispiele.

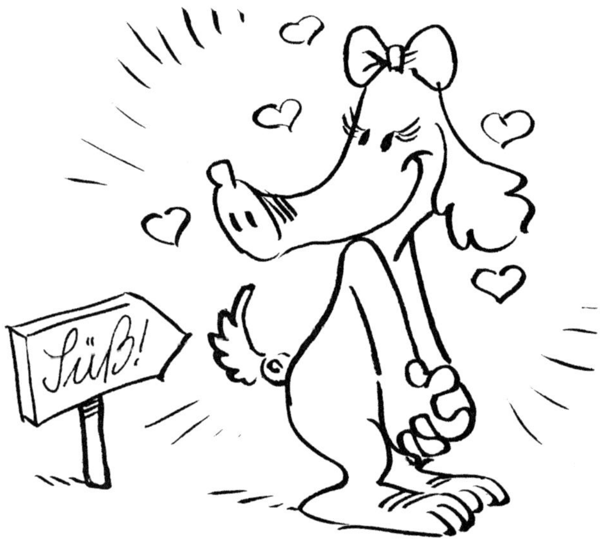

Guter glykämischer Index: < 50

Mittlerer Index: 50 bis 70

Schlechter Index: > 70

59. Wie »süß« bist du?

»Gute« Kohlenhydrate stecken etwa in Blattsalaten und Frischgemüse (GI je unter 20), Fruchtzucker, Magerquark, Linsen, ungezuckerter Marmelade, Nüssen, Mandeln, Schokolade mit 70 Prozent Kakaoanteil, Bohnen, Linsen, Wurst, Frischobst, entrahmter Milch, Milchprodukten, rohen Karotten, getrockneten Aprikosen und Feigen, Wildreis (GI zwischen 20 und 35), Vollkornnudeln, Vollkornbrot, ungezuckertem frischem Fruchtsaft, Haferflocken, Erbsen, Spaghetti al dente, Süßkartoffeln, Basmati- und Naturreis (GI zwischen 35 und 50).

»Mittlere« Kohlenhydrate stecken zum Beispiel in Sandgebäck, weich gekochten Spaghetti, Bananen, Melonen, Langkornreis, gezuckerter Marmelade, Rüben, Pellkartoffeln, Mischbrot, Rosinen oder Ravioli (GI zwischen 50 und 70).

Und Beispiele für »schlechte« Kohlenhydrate sind Kekse, Cola, Limonade, Schokolade, gezuckertes Müsli, Weißbrot, weißer Haushaltszucker (Saccharose), Puffreis und Milchreis, Schnellkochreis, gekochte Karotten, Honig (GI-Werte zwischen 70 und 85), Kartoffelchips, Kartoffelpüree, modifizierte Stärke, Pommes frites, Ofenkartoffeln oder Traubenzucker (GI zwischen 85 und 100). Und der im Bier enthaltene Malzzucker (Maltose) hat sogar einen GI von 110! Hallo, Bierbauch …

Glykämische Last:
Wie viel »süßer«
Zucker gelangt ins
Blut?

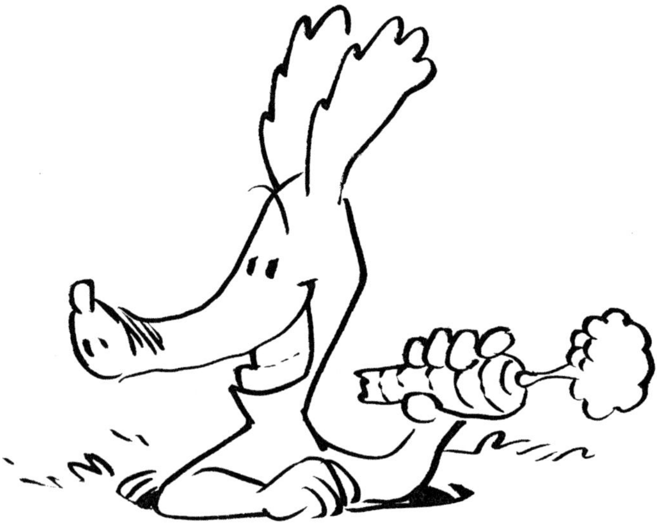

60. Die glykämische Last

Manche Nahrungsmittel enthalten zwar »süße« Kohlenhydrate (KH) mit einem hohen glykämischen Index – aber davon sehr wenig. Also berechnen wir jetzt, wie viel »süßer« Zucker beim Essen bestimmter Nahrungsmittel überhaupt ins Blut kommt: mit der »glykämischen Last« (GL)! Ihren Wert erhält man, wenn man den glykämischen Index durch 100 teilt und mit der Kohlenhydratmenge je 100 Gramm Lebensmittel multipliziert, also GL = (GI/100) x KH-Menge je 100 Gramm. Alles klar?

»Nicht ganz ...«, murmelt Günter. Nehmen wir beispielsweise Weißbrot! Das hat einen GI von 70 bei einem KH-Gehalt von 48 Gramm je 100 Gramm Brot. So ergibt sich eine glykämische Last von GL = (70/100) x 48 = 33,6. Möhren hingegen haben zwar auch einen GI von 70, in ihnen steckt also genauso süßer »Zucker« drin wie im Weißbrot – allerdings eine deutlich geringere Menge! Denn während 100 Gramm Weißbrot ganze 48 Gramm Kohlenhydrate enthalten, stecken in 100 Gramm Möhren gerade mal 4,8 Gramm. Also haben Möhren nur eine glykämische Last von GL = (70/100) x 4,8 = 3,36! Deswegen ist der Blutzuckereffekt von Weißbrot etwa zehnmal so hoch wie der von Möhren. Bugs Bunny hatte Recht ...

Zu süße Ernährung macht dick, schlapp, hungrig – und zuckerkrank.

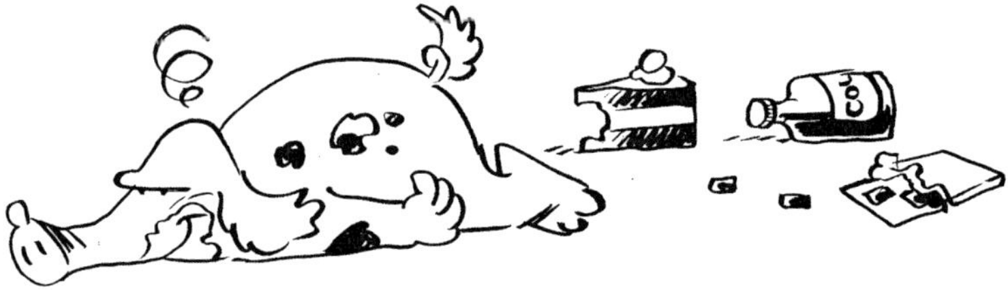

61. Wenn das Insulin spinnt ...

»Und was bedeutet das?«, fragt Günter. Das bedeutet, dass wir beim Essen unseren gesunden Menschenverstand einschalten sollten: Ein bisschen süßer Zucker schadet nicht, viel süßer Zucker dagegen schadet durchaus. Und wie hoch der Zuckeranteil in unseren Lebensmitteln ist, können wir entweder auf der Packung nachlesen (»Wie hoch ist der Kohlenhydratanteil?« – schließlich verdauen wir die meisten Kohlenhydrate zu Glukose), in Büchern recherchieren oder oft ganz einfach schmecken – denn was besonders süß schmeckt, enthält in der Regel auch viel Zucker ...

Eine ziemlich gemeine Spätfolge von übermäßigem Zuckergenuss sind »Hyperinsulinismus« und »Insulinresistenz«: Wer nämlich dauernd zu süß isst, dessen Bauchspeicheldrüse muss ständig Insulin produzieren – mit den üblichen Folgen wie Heißhunger, Schlappsein und Dickwerden. Doch wenn immer eine Überdosis Insulin im Blut ist, stumpfen die Zellen dagegen ab und öffnen sich nicht mehr! Also bleibt der Zucker unverbrannt im Blut zurück, man fühlt sich immer schlapper und bewegt sich immer weniger. Doch dafür isst man nun immer mehr, und die Bauchspeicheldrüse schüttet immer mehr Insulin aus (Hyperinsulinismus) – was leider weiterhin wirkungslos bleibt (Insulinresistenz). Man hat sich eine Zuckerkrankheit (Diabetes Typ 2) angefressen! Und dann heißt es »Pillen schlucken!« und »Insulin spritzen!«. Oh ja, das Leben ist süß ...

In vielen Lebensmitteln ist
Zucker versteckt.
Süßstoffe machen hungrig
und Zuckerersatz dick.

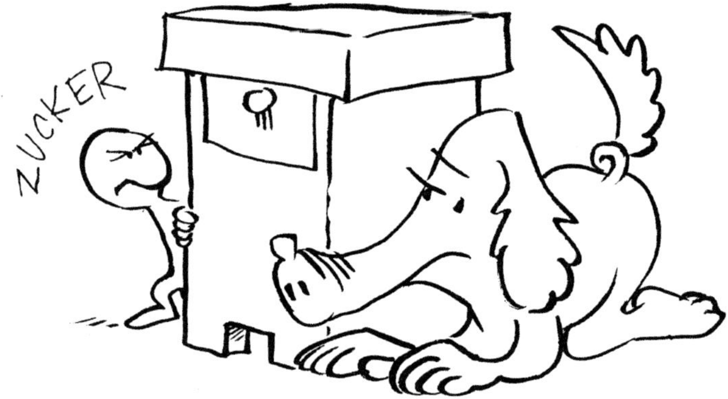

62. Versteckte Zucker und Süßstoffe

»Dann ist zu viel Zucker ja sogar giftig!«, empört sich Günter. Richtig, Herr Schweinehund: Zu viel Zucker kann man durchaus als Gift bezeichnen. Doch leider mischt die Nahrungsmittelindustrie immer häufiger Zucker (oder andere Kohlenhydrate) ins Essen hinein – schließlich macht uns die Insulin-Glukagon-Spirale zu kleinen Fressmaschinen! Je mehr Zucker wir also essen, desto schneller haben wir wieder Hunger und desto eher kaufen wir die nächste Zuckerdröhnung. So stecken mittlerweile unzählige Lebensmittel voller versteckter Zucker, von denen wir meist keine Ahnung haben: Wusstest du etwa, dass Ketchup oft zu einem Drittel aus Zucker besteht? Oder dass viele Fertigsalatsaucen lauter Zucker enthalten? Oder wie stark industriell verarbeitete »Fruchtsäfte« meist gezuckert sind? Lies doch mal nach!

»Und Süßstoffe?«, fragt Günter nun. Vorsicht, Falle: Denn obwohl Süßstoffe (Aspartam, Cyclamat, Saccharin) keine Kalorien enthalten, führen sie trotzdem zur Insulinausschüttung! Also senken sie den Blutzucker und du bekommst Hunger ... Und Zuckeraustauschstoffe (Mannit, Sorbit, Maltit, Lactit, Xylit) sind zwar chemisch keine Zucker, sondern Alkohole, aber sie enthalten dadurch Kalorien ...

Wer Kohlenhydrate reduziert,
nimmt schnell und einfach ab.

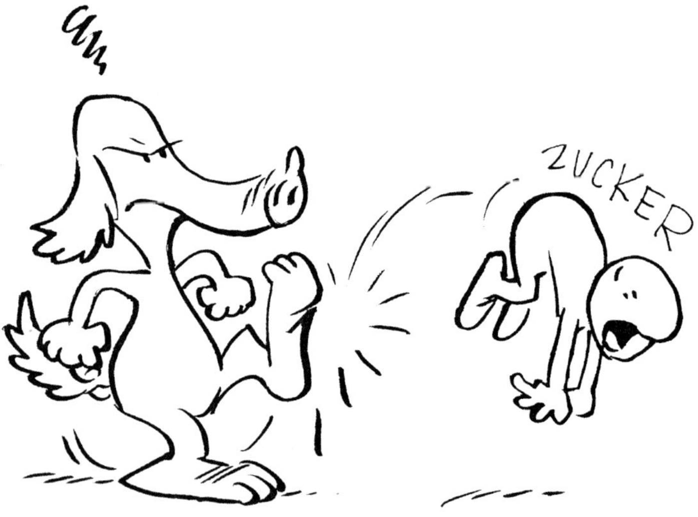

63. Low-Carb-Diäten

»Doofe Zucker!«, schimpft Günter. »Kannst du dir den Süß-Hunger nicht einfach abtrainieren?« Gute Idee: Versuch doch, immer so wenig Zucker wie möglich zu essen! So werden deine Geschmacksnerven sensibler für all die feinen Geschmacksstoffe, die unser Essen wirklich lecker machen, und du schützt dich vor Heißhunger, Übergewicht, Diabetes und Karies – schließlich greift der viele Zucker auch deine Zähne an, was einzig deinen Zahnarzt freuen dürfte ... Ach ja, und wie von selbst wirst du auch plötzlich abnehmen – ganz ohne Anstrengung!

Solch eine Ernährung, bei der man nur wenige Kohlenhydrate isst, nennt man auch »Low-Carb«-Diät (englisch für »niedrige Kohlenhydrate«). Bekannte Low-Carb-Diäten sind etwa die »Montignac-Methode«, bei der man sehr auf den glykämischen Index achtet, die »GLYX-Diät«, bei der man zusätzlich auch die glykämische Last beachtet, und die »LOGI-Methode«, die sich fast ausschließlich an der glykämischen Last orientiert (siehe Buchtipps S. 210). Und tatsächlich: Wenig andere Diäten führen so schnell und einfach zur Gewichtsabnahme wie das Sparen von Kohlenhydraten! Eine besonders radikale Low-Carb-Variante ist übrigens die »Atkins-Diät«. Der amerikanische Arzt Robert Atkins (1930–2003) riet nämlich, die Kohlenhydrate für lange Zeit vollständig aus dem Essen zu verbannen.

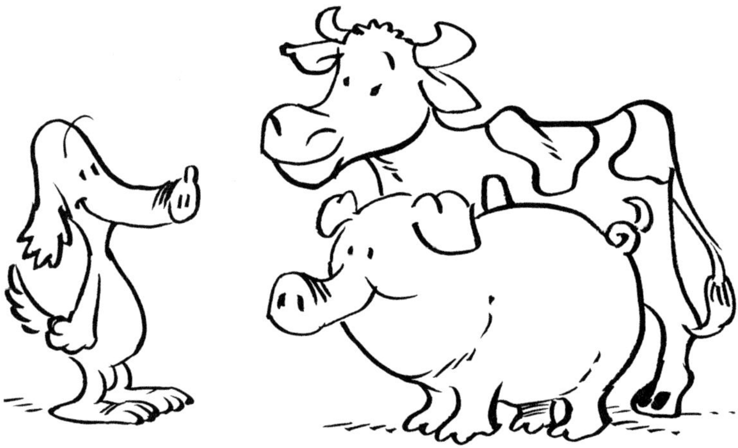

Ein bisschen Fleisch sollte sein,
zu viel Fleisch macht Ärger.

64. Vorsicht, Fleischvergiftung!?

Auch die kohlenhydratfreie Atkins-Diät führt zwar zu einer raschen Gewichtsabnahme, häufig jedoch auf Kosten erhöhter Blutfettwerte, eines unangenehmen Körpergeruchs, Leber- und Nierenschäden, Gicht sowie Akne und Verstopfung. Warum? Weil die Hauptnahrungsstoffe nun aus Fetten und Eiweißen gewonnen werden sollen und somit oft zu viel Fleisch gegessen wird! Und dabei machen einerseits die massenhaften Abbauprodukte des Eiweißstoffwechsels Ärger, andererseits die vielen schlechten Fette ...

»Also darf man auch kein Fleisch mehr essen, weil zu viele Eiweiße und Fette drin sind?«, fragt Günter erstaunt. Aber nein, gesunden Menschenverstand einschalten: Die Dosis macht das Gift! Und im Gegensatz zu Kohlenhydraten braucht unser Körper Eiweiße und Fette zum Überleben – vor allem essenzielle Aminosäuren und hochwertige Öle. So benötigt ein Erwachsener täglich immerhin etwa 1 Gramm Eiweiß pro Kilogramm Körpergewicht! Sonst drohen hässliche Mangelerkrankungen wie Haarausfall, Schwäche, Antriebsmangel oder sogar Schlimmeres. Und Fette liefern schließlich Energie, Hormone, Zellwände und helfen oft beim Vitaminstoffwechsel – schon vergessen? Außerdem steckt im Fleisch viel gutes Eisen und das wichtige Vitamin B12. Also iss Fleisch! Aber eben nicht zu viel ...

HDL-Cholesterin ist gut,
LDL-Cholesterin schlecht.

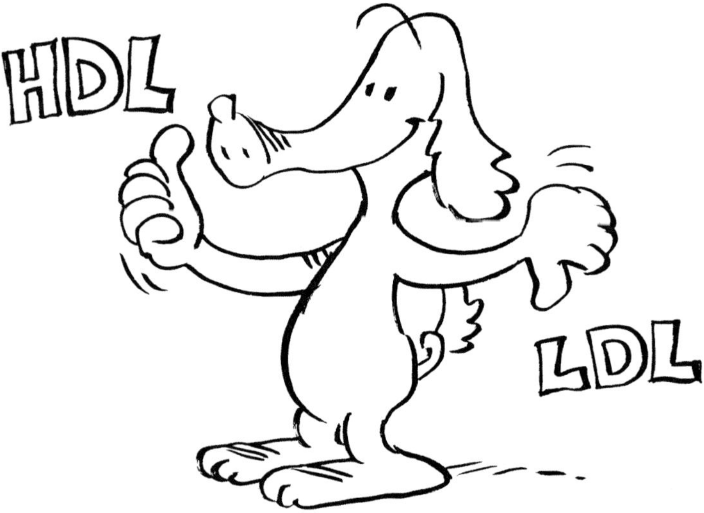

65. Schlechte Fette

»Und wie war das mit den Fetten?«, erinnert sich Günter nun. »Fette bestehen aus Fettsäuren, wobei gesättigte Fettsäuren fest sind und ungesättigte flüssig. Gesättigte Fettsäuren stecken in Fleisch, Wurst, Eiern, Milchprodukten und Frittiertem und machen krank, ungesättigte hingegen stecken in Ölen, Fisch und Wildtieren und halten jung und gesund.« Genau, Günter! Übrigens nennt man gesättigte Fettsäuren oft »tierische« Fette, obwohl natürlich auch tierische Fette durchaus ungesättigt sein können.

Die schlechten, gesättigten Fettsäuren nehmen kaum am Stoffwechsel teil. Sie fließen in Fett-Eiweiß-Klümpchen durchs Blut und landen meist als Speck in den Fettzellen. Solche Fett-Eiweiß-Klümpchen heißen Lipoproteine. Sie transportieren auch das Fett Cholesterin. »Ist das nicht für Arteriosklerose, Herzinfarkte und Schlaganfälle verantwortlich?«, will Günter wissen. Nicht ganz: Es kommt darauf an, in welcher Art von Fett-Eiweiß-Klümpchen Cholesterin transportiert wird! Wenn die Klümpchen nämlich eine hohe Dichte haben, schützen sie vor Herzinfarkt und Schlaganfall, obwohl sie Cholesterin enthalten. Dann heißen sie »High-Density«-Lipoproteine oder auch »HDL«. Die mit niedriger Dichte hingegen – die »Low-Density«-Lipoproteine oder auch »LDL« – zeigen tatsächlich ein erhöhtes Herzinfarkt- und Schlaganfallrisiko an. Sie und die Triglyceride sind die wirklich schlechten Blutfette.

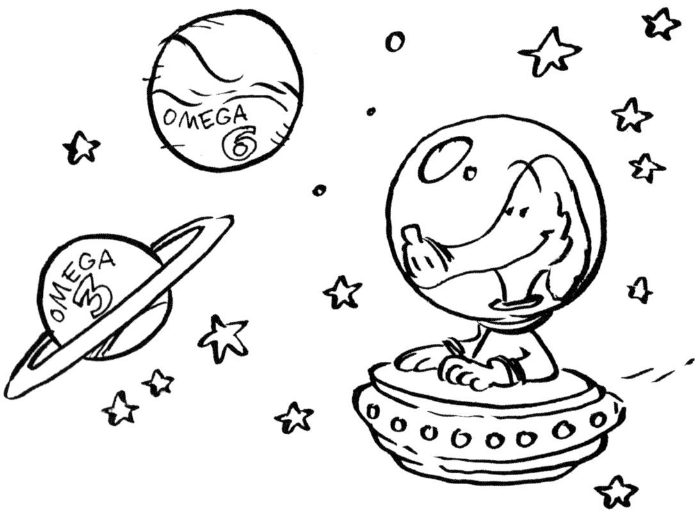

Vor allem mehrfach
ungesättigte Fettsäuren
sind gesund – wie etwa
Omega-3 und Omega-6.

66. Gute Fette

»Können gesättigte Fettsäuren den Anteil schlechter Blutfette wie LDL-Cholesterin erhöhen?«, fragt Günter. Ganz genau! Denn die meisten »tierischen« Fette kann der Körper nicht so gut gebrauchen. Wer also zu viele gesättigte Fettsäuren isst, den machen seine schlechten Blutfette bald krank. Wer dagegen häufig ungesättigte Fettsäuren und gute Kohlenhydrate isst, verbessert seine Blutfette! Er steigert beispielsweise sein HDL-Cholesterin und hält sich somit gesund.

Bei den ungesättigten Fettsäuren kann man übrigens noch einfach ungesättigte und mehrfach ungesättigte unterscheiden, wobei Letztere im Körper aktiver und somit gesünder sind. Besonders die so genannten »Omega-3-« und »Omega-6-Fettsäuren« sind gesund. Sie schützen Herz und Blutgefäße und kommen in vielen Fischen, Wildtieren und Ölen vor. Ideal ist dabei ein 2:1-Verhältnis von Omega-6- zu Omega-3-Fettsäuren – wie vor allem im Rapsöl. Ach ja: Denk aber auch daran, dass Fette viele Kalorien enthalten!

Und Vorsicht vor »Light«-Produkten: Oft enthalten sie statt Fett einfach nur süße Stärke!

Geringe GL +
wenig Fett +
wenig Kalorien =
guten Appetit!

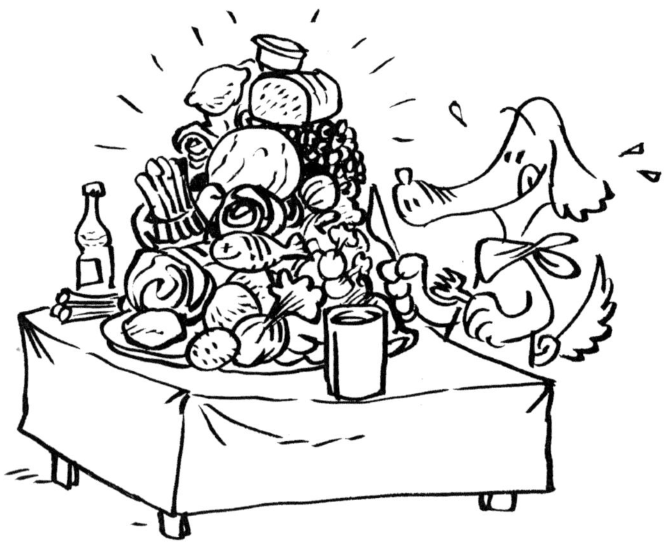

67. Guten Appetit!

»Aber was darf man dann überhaupt noch essen?«, fragt Günter. Ganz einfach: Lebensmittel mit wenig Zucker, Fett und Kalorien! »Welche zum Beispiel?« Zum Beispiel die Nahrungsmittel der folgenden Liste. Sie alle enthalten eine niedrige glykämische Last, nur wenige schlechte Fette sowie kaum Kalorien. Bei ihnen darf man also kräftig zuschlagen und sie beliebig miteinander kombinieren.

Ananas, Apfel, Apfelsine, Aprikose, Artischocke, Aubergine, Auster, Barsch, Birne, Blumenkohl, Bohnen, Brasse, Brokkoli, Buttermilch, Champignons, Chicorée, Chinakohl, Clementine, Dorsch, Endiviensalat, Erbse, Erdbeere, Feldsalat, Flunder, Forelle, Fruchteis, Fruchtzucker, Frühlingszwiebeln, Garnelen, GLYX-Brot, Goldbarsch, Grapefruit, Grünkohl, Gurke, Haferflocken, Halbfettmargarine, Harzer Käse, Hase, Hecht, Heidelbeeren, Heilbutt, Himbeeren, Holunderbeeren, Honig, Honigmelone, Hühnerbrust ohne Haut, Hüttenkäse, Joghurt (0,1 bis 1,5 % Fett), Johannisbeeren, Kabeljau, Kalbfleisch (außer Brust!), Karotte, …

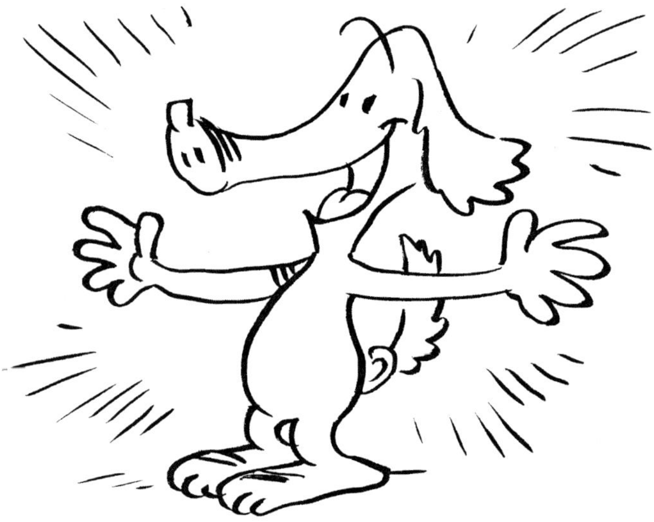

Sehr viele Nahrungsmittel sind lecker, gesund und halten dich schlank.

68. Weiterhin guten Appetit!

... Kefir (1,5% Fett), Kichererbsen, Kidneybohnen, Kirschen, Kiwi, klare Brühe, Knoblauch, Knollensellerie, Kohlrabi, Kopfsalat, Krabben, Krebs, Kürbis, Lachsschinken, Limone, Linsen, Magermilch, Mandarine, Mango, Mangold, Meerrettich, Miesmuschel, Milch (0,2 oder 1,5% Fett), Mineralwasser, Möhre, Morcheln, Orange, Paprika, Petersilie, Pfifferlinge, Pfirsich, Pflaume, Pilze, Porree, Putenbrust, Quark (0,3% Fett), Radicchio, Radieschen, Reh, Rettich, Rhabarber, Rinderfilet, Rinderlende, Rosenkohl, Rotbarsch, Rotkohl, Rucola, Sauerkraut, Schellfisch, Schinken (gekocht), Schleie, Scholle, Schwarzwurzel, Schweinefilet, Schweineschnitzel, Seehecht, Seelachs, Seezunge, Sellerie, Senf, Spargel, Spinat, Sprotte, Stachelbeeren, Staudensellerie, Steckrübe, Thunfisch (ohne Öl), Tintenfisch, Tomate, Tomatenmark, Tomatensaft, Vollkornbrot, Wassermelone, Weintraube, Weißkohl, Zander, Zitrone, Zucchini, Zwetschge und Zwiebel. Guten Appetit!

»Wow«, staunt Günter, »dann hat man ja eine Riesenauswahl!«

Glykämische Last,
Fett und/oder Kalorien
im mittleren Bereich?
Nur zurückhaltend
genießen!

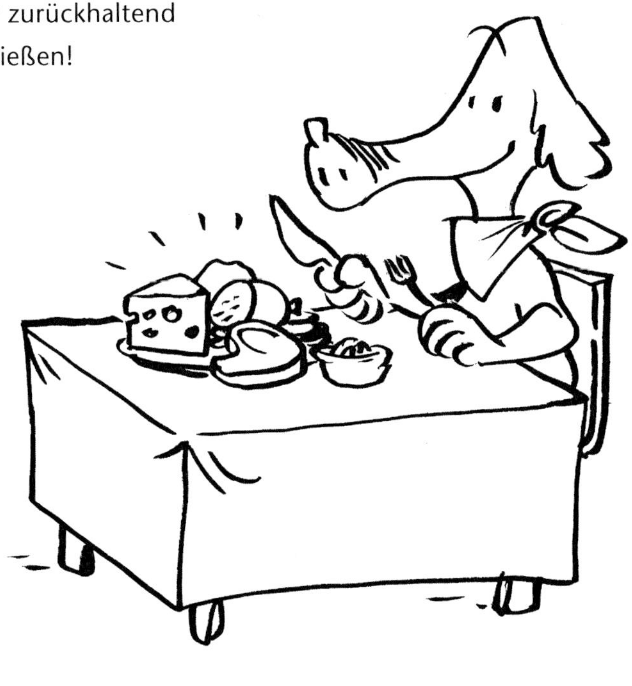

69. Appetit mit Bedacht!

Nun zu einigen Nahrungsmitteln mit etwas höherer glykämischer Last und/oder etwas mehr Fetten. Da heißt es: Greif zu – aber nicht zu viel und nicht zu häufig!

Anchovis, Apfelsaft, Avocado, Baguette, Banane, Bierschinken, Bismarckhering, Brathering, Brezel, Bückling, Camembert (45% Fett), Cashewnüsse, Cornflakes mit Ballaststoffen, Couscous, Crème fraîche, Diätmargarine, Dickmilch (3,5% Fett), Distelöl, Edamer (30% Fett), Ei, Erdnüsse, Feigen (getrocknet), Gouda (40% Fett), Haselnüsse, Hering, Hirsch, Honig, Hühnerkeule (ohne Haut), Jagdwurst, Joghurt (3,5% Fett), Karpfen, Kartoffel, Kaugummi, Ketchup, Konfitüre, Kürbiskernöl, Lachs, Lammkotelett und -filet, Leberwurst, Mais, Maiskeimöl, Makrele, Mandel, Marmelade, Matjes, Mayonnaise (50% Fett), Milcheis, Mischbrot, Mohn, Mortadella, Mozzarella, Müslimischung, Nougat, Nudeln, Oliven, Olivenöl, Orangensaft, Papaya, Paranüsse, Parmesan, Pekannüsse, Pinienkerne, Pistazienkerne, Putenkeule (ohne Haut), Quark (20 bis 40% Fett), Rapsöl, Reis (natur und parboiled), Roastbeef, Rosinen, Sahne, Sardine, Sauerrahm, saure Sahne, Schafskäse (45% Fett), Schmand, Schmelzkäse (30% Fett), Sesam, Sesamöl, Sojaöl, Sonnenblumenkerne, Sonnenblumenöl, Sushi, Thunfisch (in Öl), Vollkorntoast und -brötchen, Vollmilch, Walnüsse, Walnussöl, Weißbrot, Weißmehlbrötchen, Weizenkeimöl, Wirsing, Ziegenkäse (45% Fett) und Zucker.

Viel Zucker und/oder viel Fett?

Vorsicht, Bombe!

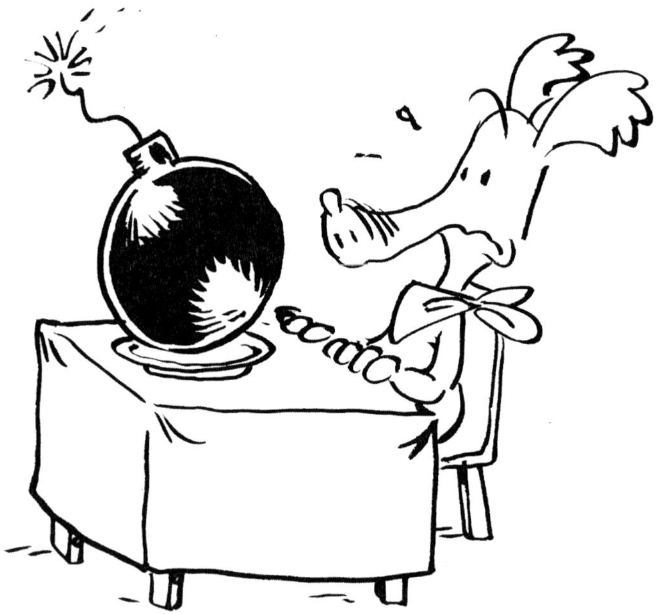

70. Vorsicht, Bombe!

Und nun ein paar echte Zucker- und/oder Fettbomben – nur wenig und in Ausnahmefällen!

Aal, Appenzeller Käse, Bergkäse, Blätterteig, Blauschimmelkäse, Bockwurst, Bratkartoffeln, Bratwurst, Briekäse, Butter, Butterschmalz, Camembert (60% Fett), Cervelatwurst, Cheddarkäse, Cornflakes (gesüßt), Datteln (getrocknet), Doppelrahmfrischkäse, Edamer (45% Fett), Edelpilzkäse, Eis (Sahneeis), Ente, Fleischkäse, Frankfurter Würstchen, Gans, Gänseschmalz, Gorgonzola, Gruyère-Käse, Gummibärchen, Hackfleisch, Kalbsbrust, Kaninchen, Kartoffelchips, Kartoffelpüree (Instant), Kasseler, Knackwurst, Kokosfett, Kokosnuss, Lammkeule und -schulter, Leberkäse, Mascarpone, Mayonnaise (80% Fett), Mett, Mettwurst, Nuss-Nougat-Creme, Palmkernfett, Pizza, Pommes frites, Reis (weiß), Rinderrippe (Spareribs), -kamm, -schlegel, -rostbraten, -hack, -zunge, Rosine, Salami, Schmelzkäse (45% Fett), Schokolade (Vollmilch- und weiße), Schweineschulter, -kamm, -keule, -kotelett, -mett, -zunge, -schmalz, Speck, Süßkartoffeln, Tilsiter, Weißwurst und Wiener Würstchen.

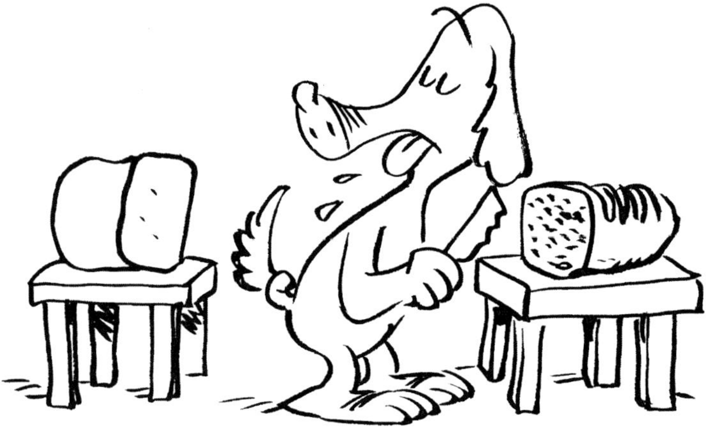

Vorsicht vor Weißbrot!
Iss lieber Vollkornbrot!

71. Unser täglich Brot …

Einige Nahrungsmittel essen wir besonders häufig. Also sollten wir sie auch genauer unter die Lupe nehmen, wie zum Beispiel Brot.

Brot besteht aus gebackenem Mehl, und das enthält Stärke, also ein Kohlenhydrat. Doch obwohl Stärke aus recht komplexen und langkettigen Kohlenhydratketten besteht, steigt der Blutzucker nach dem Essen steil an – besonders bei Brot aus Weißmehl. Also haben Weißmehlprodukte einen sehr schlechten glykämischen Index. Du solltest sie daher möglichst vom Speiseplan streichen: Helles Toastbrot, Milchbrötchen, Baguette, Hamburgerbrötchen, Ciabatta-, Misch- und Roggenbrot, aber auch Kuchen und Pizza gehören also zukünftig nur noch sehr selten auf deinen Teller – vor allem aber nicht in Verbindung mit Fetten wie Butter, Mayonnaise, Salami oder Käse. Croissants sind übrigens besonders gemein: Ihr Teig enthält neben Weißmehl auch noch jede Menge Butter – sie werden somit zur reinsten Zucker-Fett-Bombe! Auch vor anderen Blätterteigprodukten solltest du dich natürlich in Acht nehmen.

Iss doch stattdessen lieber Vollkornbrot mit ganzen Körnern, Vollkorntoast, Vollkornknäcke- oder GLYX-Brot mit besonders gutem glykämischem Index! Sie geben ihre Zucker nur langsam ab, sättigen länger und enthalten mehr Ballaststoffe.

Vorsicht beim Brotbelag:
so wenig Fett wie möglich!

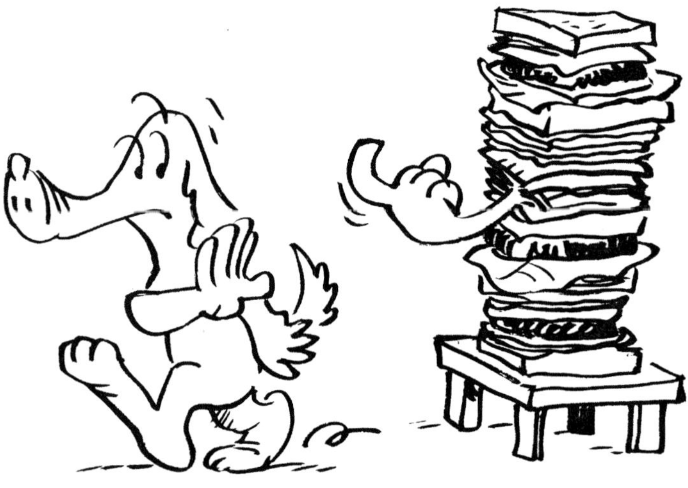

72. … und was draufkommt!

Auch was auf das Brot draufkommt, ist wichtig – schließlich kannst du mit dem falschen Brotaufstrich einiges ruinieren! So enthält etwa Nuss-Nougat-Creme lauter Zucker und Fett, weshalb du sie nur mit äußerster Vorsicht genießen solltest. Besser wäre stattdessen ein Hauch Honig (ohne Fett) oder Marmelade (enthält Fruchtzucker, niedriger GI), noch besser jedoch ein selbst gemachter Fruchtaufstrich ohne Zucker oder etwa Gemüse wie Tomatenscheiben. Butter als Grundbelag ist natürlich tabu – sie besteht zu 80 Prozent aus tierischen Fetten. Besser wäre Margarine, wobei du jedoch deren Fettanteile nachlesen solltest: Enthält sie auch viele mehrfach ungesättigte Fettsäuren – und nicht die bösen »Transfette« (entstehen bei der Härtung von Pflanzenöl und machen krank)? Als Grundbelag eignet sich auch Quark – im Idealfall Magerquark – oder fettarmer Frischkäse. Apropos Käse: Selbstverständlich solltest du auch hier immer auf einen niedrigen Fettanteil achten. Besonders gut ist Harzer Käse. Er enthält fast überhaupt keine Fette und Kohlenhydrate.

Auch bei belegten Brötchen und Sandwiches hältst du dich natürlich zurück …

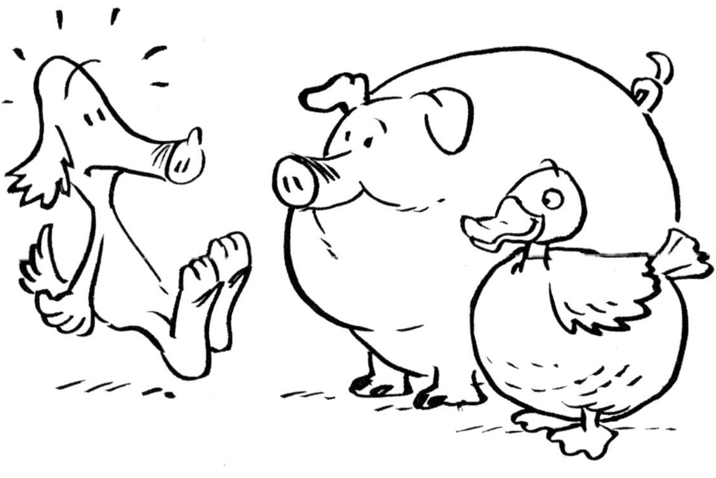

Wurst und Fleisch sollten mager sein.

73. Wurst und Fleisch

»Beleg doch Brot einfach mit Wust!«, schlägt Günter nun vor. Gerne, wobei sich allerdings auch hier ein Blick auf den Fettgehalt lohnt: So besteht etwa Salami zu einem Drittel aus Fett, Schinken dagegen nur zu drei Prozent – das bedeutet: In 100 Gramm Salami steckt die gleiche Menge Fett drin wie in einem ganzen Kilo Schinken! Also belege Brot doch lieber mit fettarmer Wurst wie Schinken (ohne Fettränder!), Corned-Beef-Scheiben oder Truthahnmortadella als mit Salami, Mett- oder Leberwurst. Auch im Hackfleisch steckt natürlich viel Fett drin. Und Vorsicht: In manche Wurstsorten mischt man Stärke hinein …

»Fleisch zu essen ist also okay?«, wundert sich Günter nun. Natürlich! Nur eben mager und in Maßen. Wer dagegen regelmäßig Bockwurst, Ente, Leberkäse oder Schweinespeck in sich hineinstopft, braucht sich nicht zu wundern, wenn er immer dicker wird. Auch Innereien solltest du lieber meiden. Viel besser wären stattdessen Hähnchenbrust (ohne Haut), Hase, Kalbsfilet, Putenbrust, Rehrücken, Rinderfilet, Roastbeef oder Schweinefilet. Und natürlich sollte das Fleisch immer möglichst frisch sein – am besten kommt es also von der Fleischtheke beim Metzger und nicht aus der Tiefkühltruhe vom Supermarkt.

Guten Appetit beim Fisch!
Zurückhaltung bei Pommes frites
und Kartoffeln!

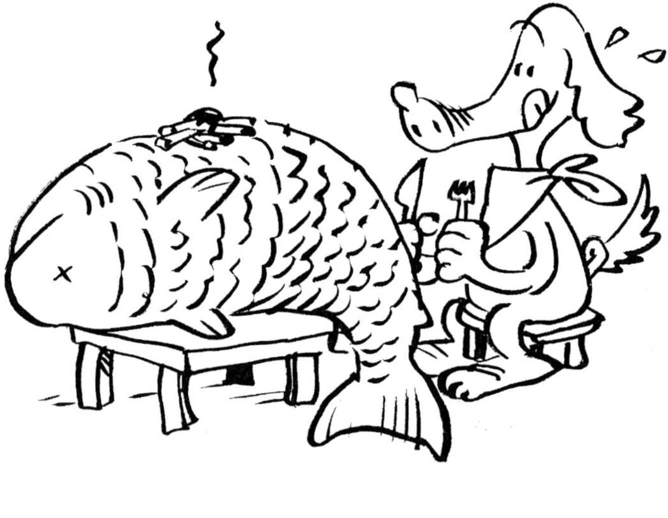

74. Fisch und Kartoffeln

Mindestens zweimal in der Woche sollte Fisch auf dem Speiseplan stehen. Magere Fische und Meeresfrüchte sind etwa Austern, Barsch, Dorsch, Flunder, Forelle, Goldbarsch, Heilbutt, Kabeljau, Miesmuscheln, Scholle, Seehecht, Thunfisch (ohne Öl), Tintenfisch oder Zander. Sie liefern unserem Körper viel wertvolles Jod. Und fette Seefische wie Hering, Makrele, Matjes oder Lachs stecken voller guter Omega-3-Fettsäuren – sie schützen also vor Herzinfarkten, Bluthochdruck oder erhöhten Blutfetten und bauen sogar Gehirnzellen auf. Nur Aal enthält so viel Fett, dass es leicht an die Hüften wandert. Ach ja: Fischstäbchen sollten besser nicht auf den Tisch kommen – schließlich besteht ihre Panade aus Weißmehl und Frittierfett. Da könntest du ja gleich Pommes frites essen …

»Und was ist falsch an Pommes frites?«, fragt Günter. Nun, Pommes frites bestehen aus klein geriebenen Kartoffelstückchen, die in Form gepresst und in heißem Fett frittiert wurden. Also stellen sie eine typische Zucker-Fett-Kombination dar! Die Zucker (Kohlenhydrate) stammen aus der Kartoffelstärke, das Fett aus dem fiesen Frittierfett. Deshalb: Finger weg! Natürlich sind auch Bratkartoffeln nur mit Vorsicht zu genießen, genauso wie Ofenkartoffeln oder Kartoffelpüree. Besser isst du Kartoffeln gekocht, wobei auch das nicht immer sein muss – schließlich dienen sie meist nur als unnötiger Füllstoff, der satt machen soll …

Pasta sind
Kohlenhydrate,
also Vorsicht beim
Kombinieren mit
Fett! Und Pizza lässt
du besser stehen …

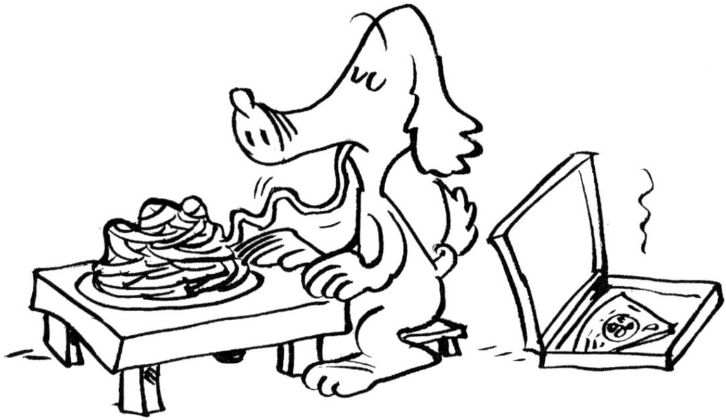

75. Pasta und Pizza

Ein weiterer klassischer Füllstoff sind Nudeln. Man stellt sie aus Hartweizengrieß, Reis, Mais oder Kartoffeln her. Nudeln bestehen also vorwiegend aus Stärke und somit aus Kohlenhydraten, weswegen du sie besser stehen lassen solltest, wenn sie dir als Beilage zu fetthaltigen Speisen gereicht werden. Nimm als Magenfüller lieber Ballaststoffe! Und wenn du doch mal Spaghetti isst, dann achte darauf, dass sie »al dente« (also bissfest) sind, und nicht etwa matschig gekocht. Denn »al dente« haben Spaghetti einen besseren glykämischen Index (45) als weich gekocht (55). Noch besser sind allerdings Vollkornnudeln (al dente, 40). Und iss zu Nudeln keine fettigen Sahne- oder Bolognese-Saucen (Hackfleisch!), sondern lieber fettfreie wie etwa eine gute Tomatensauce! Oder schmeck Pasta nur mit ein wenig Olivenöl und Gewürzen ab, wie beispielsweise bei den leckeren »Spaghetti aglio e olio«.

»Und Pizza?«, will Günter wissen. »Ich liebe Pizza!« Dann sollte Günter natürlich weiterhin Pizza bekommen – allerdings nur als Ausnahme, denn auch Pizza enthält die klassische Dickmacher-Kombination aus Zucker und Fett! Die Kohlenhydrate stecken im Teig und das Fett vor allem im Käse. Und bevor du Pizza (oder Pasta) isst, verdrückst du am besten zuerst einen großen Salat. Dann nimmst du die Fette und Kohlenhydrate nämlich viel langsamer auf.

Iss zu jeder Mahlzeit
Salat und Gemüse!

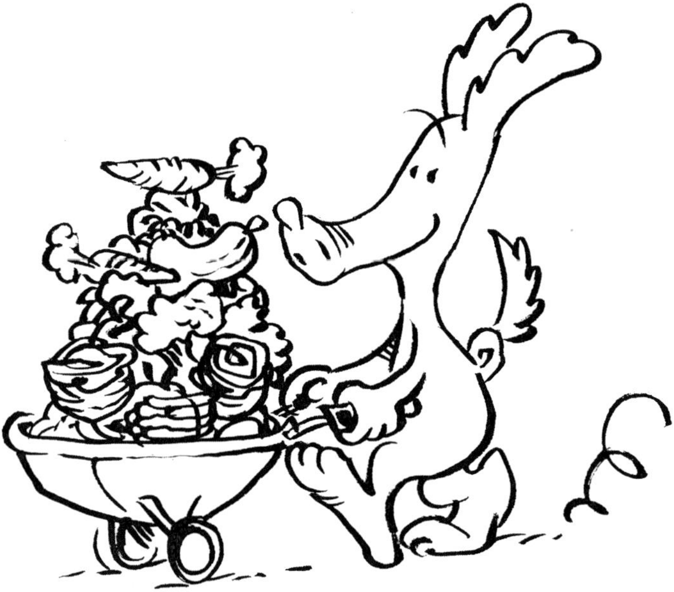

76. Salat und Gemüse

»Salate verlangsamen die Verdauung von Fetten und Kohlenhydraten?« Genau, Günter! Gemüse auch. Wenn man also direkt vor Fett- oder Kohlenhydrat-Mahlzeiten einen großen Salat isst, wird man nicht so dick – wegen der Ballaststoffe! Iss deshalb immer möglichst viel Salat und Gemüse – gerne auch anstatt der typischen Kohlenhydratbeilagen! Sogar schockgefrorenes Tiefkühlgemüse ist okay. Es wird meist zur richtigen Zeit geerntet und enthält noch alle seine Vitamine. Ansonsten kauf dein Gemüse am besten im Bioladen – das wurde gesund angebaut!

Viele ersetzen täglich sogar eine ganze Mahlzeit durch Salat oder Gemüse. Warum auch nicht? Schließlich darfst du dabei fast unbegrenzt zugreifen. Also feiere doch Salat-Orgien! Zelebriere Gemüsepfannen! Erfreu dich an Radicchio, Kidneybohnen, Spargel, Grünkohl, Tomaten, Paprika, Staudensellerie oder Zucchini! Sie machen satt, fördern die Verdauung, verbessern die Blutfette und enthalten überdies viel Wasser. Leckere Rezepte findest du in unzähligen Kochbüchern. Auch deiner Fantasie sind natürlich keine Grenzen gesetzt …

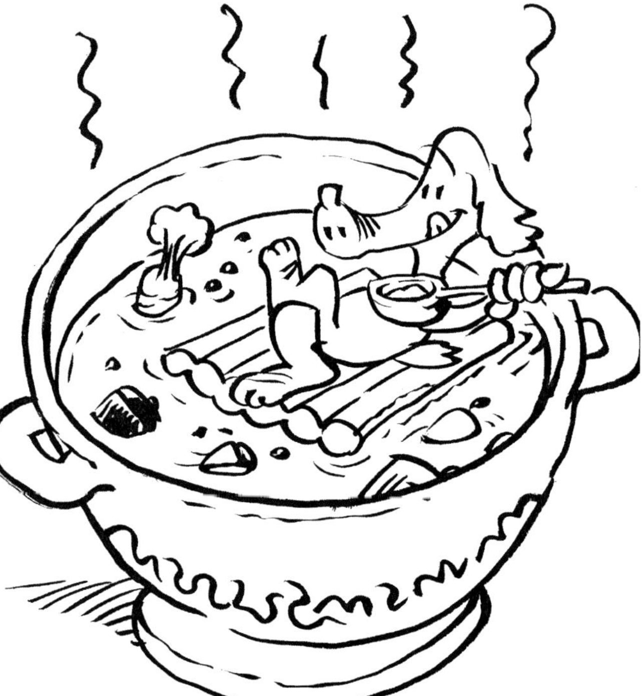

Suppen sind lecker und
kalorienarm – guten Appetit!
Aber Glutamat macht
Extra-Appetit – Vorsicht!

77. Suppen und Glutamat

Ebenfalls wunderbare Mahlzeiten sind Suppen. Sie schmecken schön deftig, füllen den Magen und haben meist kaum Kalorien. Du kannst sie als Vorspeise oder Hauptgang essen und so nebenbei den Anteil an festem Kalorienfutter verringern. Außerdem gibt es jede Menge leckere Suppenrezepte: Egal ob Minestrone, Spargel-, Gurken-, Brokkoli-, Kohlrabi-, Zwiebel-, Curry-, Spinat-, Möhren-, Tomaten-, Linsen-, Kraut- oder Fenchelsuppe – mit ein paar guten Rezepten eröffnest du dir einen völlig neuen Geschmackshorizont! Der arme Suppenkasper ...

Natürlich solltest du vorsichtig sein, wenn eine Suppe matschige Nudeln oder Kartoffeln enthält: Passen deren Kohlenhydrate auch zur restlichen Mahlzeit? Und Vorsicht vor Tütensuppen: Sie sind meist viel zu fettig, zu salzig und enthalten den Geschmacksverstärker »Glutamat«! Der schmeckt Mensch und Schweinehund zwar gut, löst aber oft einen Fressreflex aus, und Günter will nur noch essen, essen, essen – obwohl er eigentlich längst satt ist ... Auch in vielen anderen Fertiggerichten oder Gewürzmischungen steckt Glutamat drin – etwa als »Glutaminsäure«, »Mononatriumglutamat«, »Monokaliumglutamat«, »Calciumdiglutamat«, »Monoammoniumglutamat« oder »Magnesiumdiglutamat« – auch E 620 bis 625 genannt. Sollst du etwa absichtlich zu viel essen?

Finger weg von Süß-Getränken,
lieber klares Wasser trinken!

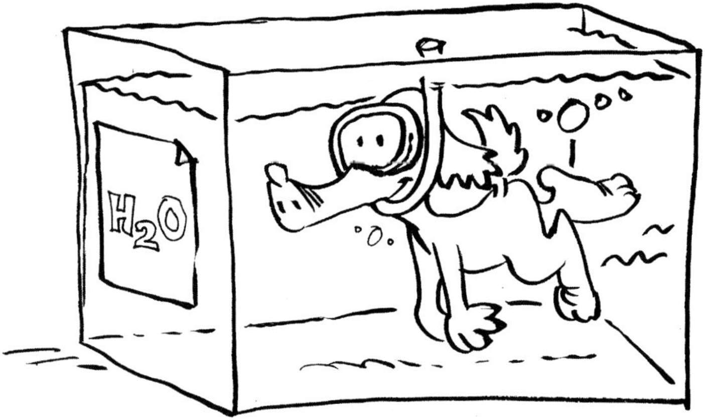

78. Wenn der Durst kommt

Auch viele Getränke werden industriell verdorben: So süßt man Cola, Limonade, »Fruchtsäfte«, Energy-Drinks oder Eistee fast immer mit einer Riesenmenge Zucker. Doch was passiert, wenn man unnötig Zucker zu sich nimmt? »Der Körper baut ihn schnell wieder ab, und man bekommt Hunger!« Ganz genau ... Auch »Light«-Getränke machen Ärger, denn sie simulieren die Zuckeraufnahme nur. Also fällt der Blutzucker danach ebenfalls ab, und man bekommt Heißhunger. Wenn, dann sollte man »Light«-Getränke also nur trinken, wenn man zeitnah ohnehin Kohlenhydrate (und keine Fette!) isst.

Auch bei bunt bedruckten Flaschen oder Getränkepackungen, die »Vitamine«, »Energie« oder »Gesundheit« versprechen, solltest du vorsichtig sein: All das liefert gesunde Ernährung ohnehin! Warum dir noch etwas verkaufen lassen?

Besser also, du trinkst ungesüßte Tees, leichte Fruchtsaftschorlen, Milchmixgetränke oder gesunde Sojadrinks. Am besten wäre natürlich reines Wasser – es muss auch keine Kohlensäure enthalten, denn die belastet nur unnötig den Magen. Wasser darf übrigens auch einfaches Leitungswasser sein! Das hat meist eine hervorragende Qualität, und du musst nicht unnötig Kisten schleppen ...

Alkohol hat einen
hohen Brennwert
und führt in
die Fress- und
Suchtspirale. Also
Finger weg!

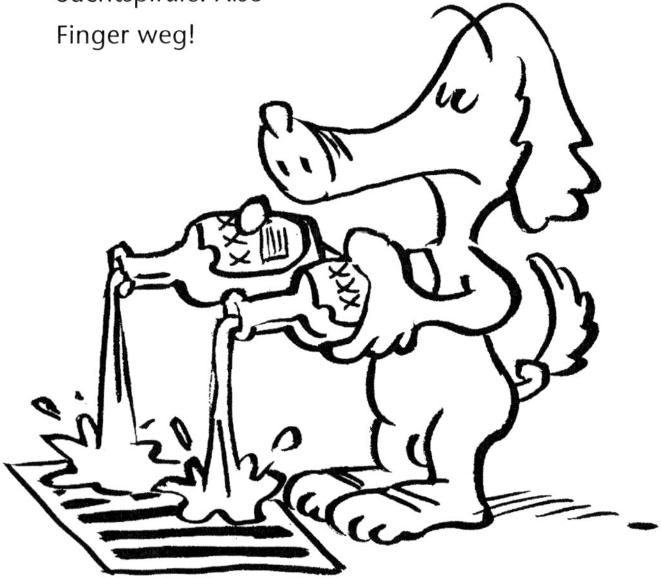

79. Na denn prost ...

»Wie sieht es mit Bier, Wein oder Schnaps aus?«, fragt Günter nun. »Ein wenig feiern wird doch erlaubt sein, oder?« Solange es sich in Maßen hält, schon. Nur: Wenn du abnehmen willst, machst du dir das mit Alkohol unnötig schwer. Denn einerseits liegt der Brennwert von Alkohol bei ganzen 7 Kalorien pro Gramm, also noch höher als der von Kohlenhydraten (4,1 kcal/g), und andererseits führt Alkohol über eine Insulinausschüttung direkt in die Hungerspirale – vor allem auf nüchternen Magen! Kein Wunder also, dass manch eine(r) im Rausch nächtliche Fressattacken bekommt und völlig alkoholenthemmt den Kühlschrank leer räumt ... Wenn du also Alkohol trinken willst, dann iss vorher etwas!

Besonders dick wird man übrigens, wenn man viel Bier trinkt, denn das enthält süßen Malzzucker. Außerdem muss man ständig pinkeln, trinkt deshalb gerne eines nach dem anderen und sorgt somit für besonders große Kalorienportionen. Auch Wein führt natürlich zur Insulinausschüttung – und Hochprozentiges erst recht! Du siehst schon: Alkohol und Abnehmen passen nicht wirklich zusammen, zumal sämtliches Nahrungsfett beim Saufen sowieso gleich im Bauchspeck landet ... Außerdem: Brauchst du zum Feiern wirklich Alkohol? Oder machst du dich davon möglicherweise etwas zu sehr abhängig?

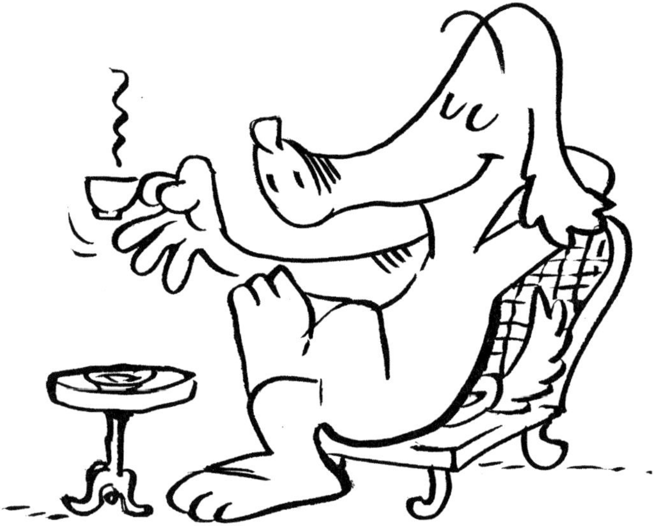

Kaffee führt zur Insulinausschüttung – Vorsicht nach dem Essen und in Kombination mit Fett!

80. Vorsicht, Koffein!

»Und Kaffee? Darf man wenigstens Kaffee trinken?« Klar, schließlich kann jeder tun und lassen, was er will. Aber Kaffee enthält Koffein. Und das putscht einen nicht nur künstlich auf, sondern lässt auch Blutzucker und Insulin ansteigen …

Lass nach dem Essen deshalb lieber die Finger vom Kaffee – vor allem wenn er mit Zucker gesüßt ist und vorher viel Fett auf deinem Teller war! Selbstverständlich sind auch Schlagsahne (30% Fett), Kaffeesahne (10 bis 15% Fett) und Vollmilch (3,5% Fett) zum Kaffee unsinnig. Besser geeignet dagegen sind H-Milch (1,5% Fett) oder entrahmte Milch (0,2% Fett), die übrigens auch viel schöner schäumt.

Mehrere Tassen Kaffee in kurzer Zeit (ab 300 mg Koffein, also etwa 3 Tassen) wirken zudem entwässernd, und man rennt ständig auf die Toilette. Und wer dauerhaft zu viel Kaffee trinkt, ist ohne Kaffee bald nur noch müde und schlapp – er/sie hat sich an das Aufputschmittel gewöhnt. Besser also, du trinkst etwas weniger Kaffee oder öfter mal koffeinfrei! So hast du zwar den Kaffee-Geschmack, nicht aber seine schlechte Wirkung. Du kannst stattdessen auch Tee trinken, wie etwa schwarzen oder grünen Tee. Der enthält zwar ebenfalls Koffein, aber in der Regel weniger. Man sagt auch: Kaffee regt auf, Tee regt an.

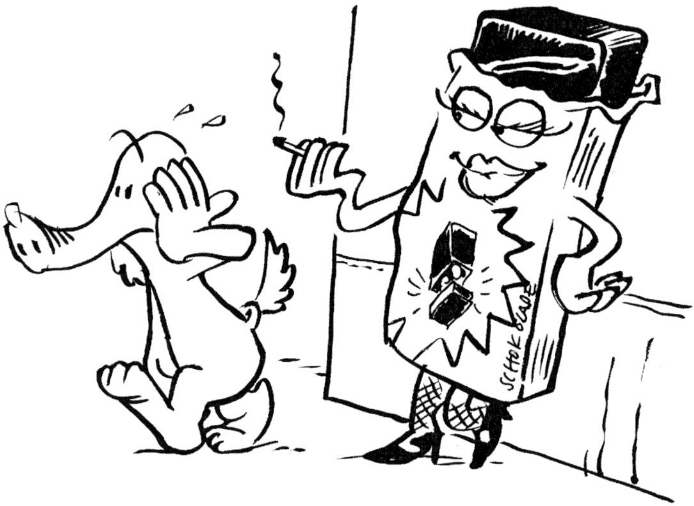

Kauf dir keine Süßigkeiten!
Denk vor dem ersten Biss einen
Moment nach!

81. Vorsicht, süß und fettig!

Auch von Süßigkeiten solltest du besser die Finger lassen. Sie stecken voll unnötiger Kalorien und süßer Zucker, stressen deine Bauchspeicheldrüse, ruinieren die Zähne, machen Heißhunger und lassen die Schwarte schwellen. Also Finger weg von Bonbons, gezuckerten Kaugummis oder Fruchtgummi! Besonders fies sind Sahneeis, Vollmilchschokolade, Kuchen, Kekse, Riegel, Plätzchen oder Pralinen. Denn meist stecken sie so voll Zucker und Fett, dass du gleich zu einer Portion Pommes frites greifen könntest – wie übrigens auch bei Kartoffelchips, Kräckern oder Erdnussflips, die ebenfalls vor allem aus Zucker und Fetten bestehen … »Fettige Süßigkeiten machen also fett«, stellt Günter richtig fest. »Aber wie soll ich ohne sie auskommen? Schließlich sind sie so lecker!« Kein Sorge, ganz verzichten muss man ja gar nicht. Aber mit ein paar Tricks kann man ihren Konsum problemlos reduzieren.

Zum Beispiel: Kauf dir einfach keine Süßigkeiten mehr! Was nicht im Regal steht, kann Günter auch keinen Appetit machen. Oder denk vor dem Naschen einen Moment nach! Überleg dir vor dem ersten Biss, ob du tatsächlich riskieren willst, gleich eine ganze Tafel Schokolade oder eine gesamte Packung Chips zu verdrücken – meist setzt der Fressreflex ja erst nach dem ersten Bissen ein … Willst du wirklich die Kalorienmenge eines großen Mittagessens verspeisen? Und wärst du bereit, dafür eine Stunde zum Joggen zu gehen?

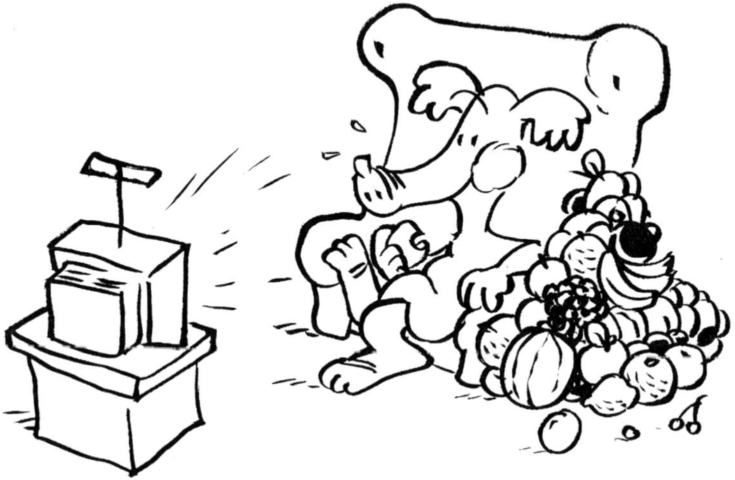

Vorsicht vor Fressfallen!
Obst- und Gemüse-Naschen
erlaubt!

82. Der kleine Hunger

Pass auf Fressfallen auf, bei denen du »nebenbei« isst: die Chips vorm Fernseher, der Brotkorb im Restaurant, Kaffee und Kuchen beim Warten im Flughafen oder die Schokolade zum Lernen – das Leben steckt voller überflüssiger Automatismen!

Und wenn der kleine Hunger trotzdem kommt, kannst du ja immer noch etwas schlauer naschen: Frucht- oder Milcheis anstatt Sahneeis, ungezuckerte Müsliriegel statt Schokoriegel, Kürbiskerne und Salzstangen statt Kartoffelchips, fettarmen Joghurt oder Molke statt Rahmjoghurts, Obst- statt Sahnetorte und schwarze Schokolade – mit mindestens 70 Prozent Kakao – statt Vollmilchschokolade! So sparst du beim Naschen Kalorien. Oder aber du steigst gleich auf Obst und Gemüse um: Nasch doch mal Selleriestangen, Karottenstreifen oder Radieschen! Oder Äpfel, Birnen und Weintrauben! Oder Ananas, Kiwi, Litschi, Mango, Melone oder Physalis – natürlich nicht gleichzeitig mit Fetten (wegen des Fruchtzuckers)! Sie sind alle gesund und enthalten viel Wasser. Vielleicht auch leckere Trockenfrüchte oder ein paar (aber nicht zu viele!) Nüsse? Ob Günter gezuckertes Industriefett dann immer noch mag?

Iss dich beim Frühstück satt – zum Beispiel mit Müsli ohne Zucker!

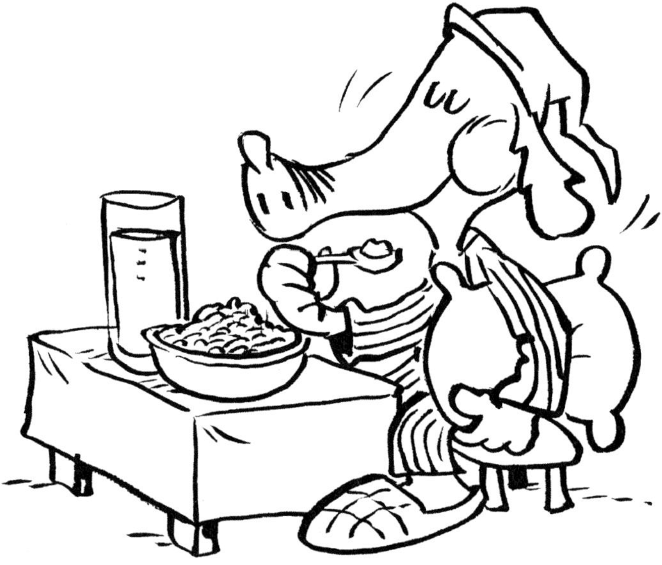

83. Müsli zum Frühstück

»Schön und gut«, findet Günter. »Aber wie soll man all diese Ernährungstipps bei den Hauptmahlzeiten umsetzen?« Genauso einfach: Man isst viele Ballaststoffe, achtet auf einen geringen Fettgehalt, bevorzugt gute Kohlenhydrate, trennt Kohlenhydrate und Fette, trinkt viel Wasser und isst sich dabei satt!

Ein sehr gutes und leckeres Frühstück ist zum Beispiel Müsli mit fettarmer Milch. Achte jedoch darauf, dass das Müsli ungezuckert ist und nicht etwa Schokostückchen oder gezuckerte Cornflakes enthält – eventuell beigefügte Trockenfrüchte oder Rosinen sollten für den süßen Geschmack ausreichen. Vielleicht machst du dir dein Müsli ja auch selbst? Zum Beispiel mit kernigen Haferflocken, zu denen du deine Lieblingszutaten mischst: etwa getrocknete Feigen, Weintrauben, Haselnüsse (nur wenige wegen ihres Fettanteils!) oder Erdbeeren. Vor Cornflakes, Smacks und Ähnlichem solltest du dich in Acht nehmen: Sie bestehen oft aus gezuckerter Getreidepampe voller künstlicher Zusätze ...

Verzichte nie auf das Frühstück, und iss dich dabei satt! So dauert es eine Weile, bis du wieder Hunger bekommst – gerade Haferflocken stecken voller sättigender Ballaststoffe und guter Kohlenhydrate. Und trink vor jedem Frühstück ein Glas Wasser! Das erfrischt den Geist, füllt den Magen und startet die Verdauung.

Vollkornbrot? Fettarm bestreichen!

Fette Würstchen oder Bacon? Gemüse dazu!

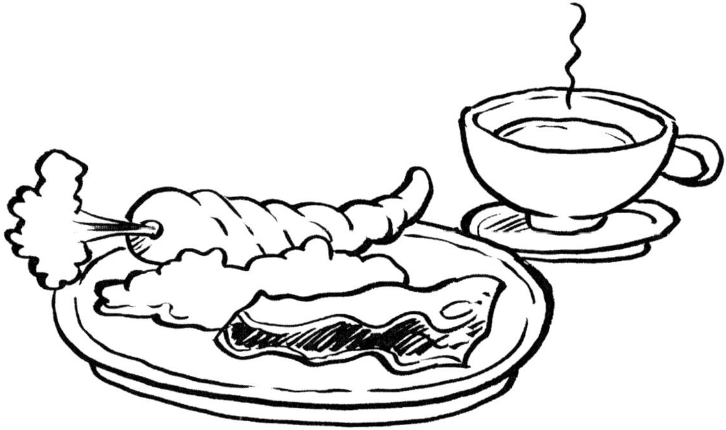

84. Brot zum Frühstück

Wenn du morgens lieber Brot oder Brötchen frühstückst, solltest du die Weißbrot-Varianten durch Vollkornbrot ersetzen: also anstatt Toast, hellem Brötchen oder Graubrot lieber Vollkorntoast, Vollkornbrötchen oder Vollkornbrot essen – wegen der Ballaststoffe und besseren Kohlenhydrate. Und anstatt Butter nimmst du lieber eine dünne Schicht guter Margarine. Oder noch besser: Magerquark oder mageren Frischkäse! Darüber darfst du dann gerne eine dünne Marmeladen- oder Honigschicht streichen. Falls du es lieber deftig magst, beleg dein Brot doch mit magerem Käse, Schinken oder gewürzten Tomaten! Anstatt Butter kannst du dann auch Senf, Tomatenmark oder Paprikapaste verwenden. Und falls du gar nicht auf Butter verzichten willst, sollte die Butter schon eine Weile aus dem Kühlschrank draußen sein – kalte Butter streicht sich nämlich nicht dünn genug ... Ach ja: So ein fettarmes Kohlenhydratfrühstück darfst du auch ruhig mit Kaffee kombinieren.

Wenn du zum Frühstück aber lieber Eieromelette, Würstchen oder Bacon magst, dann isst du dazu besser Tomaten oder anderes Gemüse anstatt Brot – also kombinier wieder Fette mit Ballaststoffen. Und trink besser Tee.

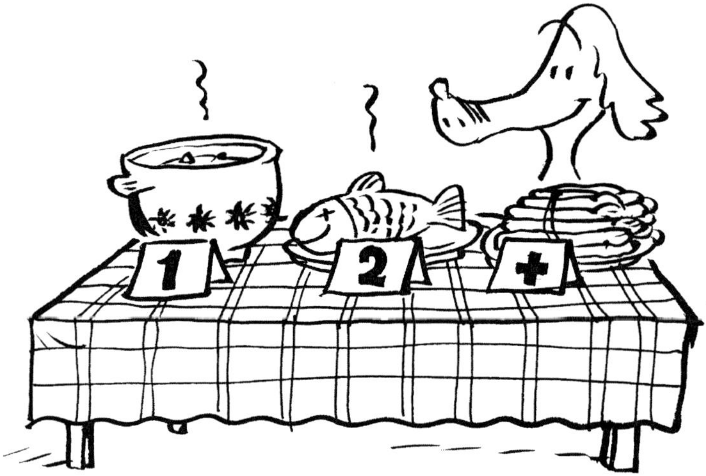

Zum Mittagessen zuerst
Suppe oder Salat! Und
fettes Fleisch oder Fisch mit
Gemüse kombinieren!

85. Das »fettige« Mittagessen

»Alles klar!«, freut sich Günter. »Aber was ist mit dem Mittagessen? Was gibt es dabei zu beachten?« Nun, man beginnt einfach jedes Mittagessen mit einer Suppe oder einem Salat. Dazu trinkt man am besten ein Glas stilles Wasser. So hat man den Magen bereits kalorienarm gefüllt, bevor der Hauptgang losgeht.

Auch beim Mittagessen solltest du auf Kohlenhydrate und Fette achten: Wenn du fettes Fleisch oder Fisch essen willst, sollte es nicht paniert sein (Kohlenhydrate!) und auch nicht mit einer schweren Mehlsauce (Kohlenhydrate!) serviert werden – nimm lieber eine leichte Sauce auf der Basis von Crème fraîche, saurer Sahne oder Schmand. Natürlich sollten Fisch oder Fleisch auch nicht mit Bratfett zubereitet, sondern in Dampf gegart oder mit guten Ölen gebrutzelt werden, wie etwa Rapsöl. Das ist nicht nur geschmacksneutral, passt zu jedem Salat und hat das ideale Omega-6-Omega-3-Verhältnis von 2:1, es ist sogar ultrahoch erhitzbar! Und dann isst du zu deinem »Fett«-Mittagessen natürlich keine Kohlenhydrate wie Nudeln oder Kartoffeln (schon gar keine Bratkartoffeln oder Pommes!), sondern Gemüse oder Salat. Und iss ruhig das Leckerste zuerst. Dann hörst du nämlich schneller auf, wenn du satt bist. Möglicherweise tut es dann auch eine kleinere Portion ...

Nudeln und Kartoffeln nicht mit Fett kombinieren, sondern vor allem mit Gemüse und Salat!

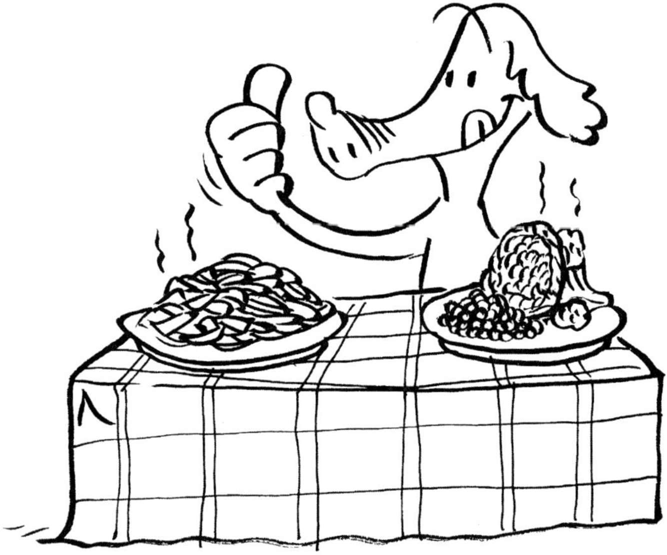

86. Das »süße« Mittagessen

Wenn sich dein Hauptgericht vorwiegend aus Kohlenhydraten zusammensetzt, lässt du alles Fett weg. Besteht also die eine Hälfte aus Spätzle, Backkartoffeln oder Kartoffelknödeln, sollte die andere nicht aus dicker Käsesauce, fettem Sahnedip oder Krustenbraten bestehen. Besser wären hier ein bisschen mageres Fleisch oder Fisch in Kombination mit viel Gemüse wie etwa Spargel, Champignons, Auberginen, Blumenkohl oder Erbsen – du hast die Auswahl! Selbstverständlich lässt sich ein Kohlenhydratgericht auch prima mit Salat kombinieren.

Apropos Salat: Ersetz doch immer wieder mal eine ganze Mahlzeit durch leckeren Feld-, Kopf-, Endivien-, Rucola- oder Tomatensalat! Das hat kaum Kalorien, schmeckt lecker und sättigt prima. Nur beim Dressing solltest du nicht etwa fettige Kalorienbomben wie Thousand-Island-, Sahne- oder Mayonnaise-Saucen nehmen. Besser wären leichte Essig-Öl-Dressings, gerne auch mit etwas Suppe oder fettarmem Joghurt gestreckt. Und nimm als Öl am besten kalt gepresstes Olivenöl (»extra vergine«) oder Rapsöl – nicht etwa Sonnenblumenöl, das lauter mehrfach ungesättigte Fettsäuren enthält ...

Und beim Nachtisch? Klar: Nach einem Kohlenhydratessen darf es etwas Obst und auch ein kleiner Kaffee sein. Nach einem Fett-Essen dafür lieber Käse.

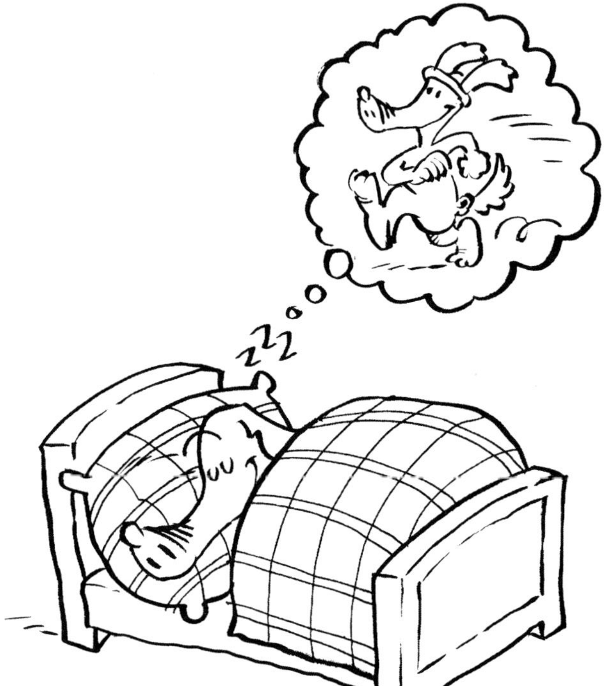

Wer abends keine
Kohlenhydrate isst,
verbrennt sein Fett
im Schlaf.

87. Das Abendessen

Die gleichen Regeln wie bei Frühstück und Mittagessen wendest du natürlich auch beim Abendessen an – egal ob warm oder kalt: Achte vor allem auf Kohlenhydrate und Fette! »Abendessen? Ich dachte, wer abnehmen will, darf abends überhaupt nichts essen ...?« Quatsch! Denn was passiert, wenn man hungrig ins Bett geht? »Dann wacht man nachts auf und rennt zum Kühlschrank!« Genau, Günter. Also ist das berühmte »Dinner-Cancelling« nur für Leute geeignet, die sich gerne selbst quälen. Eine kleine Wahrheit steckt allerdings doch drin: Wer abends nämlich zu viel isst, der schläft unruhig ...

Übrigens ist es sehr praktisch, wenn du abends kaum Kohlenhydrate isst: Denn dann muss sich dein Körper die Energie aus den Fetten holen – und du verbrennst deinen Bauchspeck quasi im Schlaf! Isst du dagegen Kohlenhydrate oder naschst sogar Süßigkeiten, kannst du den »Fettweg-Schlaf« vergessen – schließlich wachst du bald wieder auf und brauchst Zuckernachschub. Eine besonders gemeine Gewichtsfalle ist abends auch der Alkohol: Nicht nur, dass er zu viele Kalorien enthält, er verursacht schließlich ungehemmte Fressattacken ...

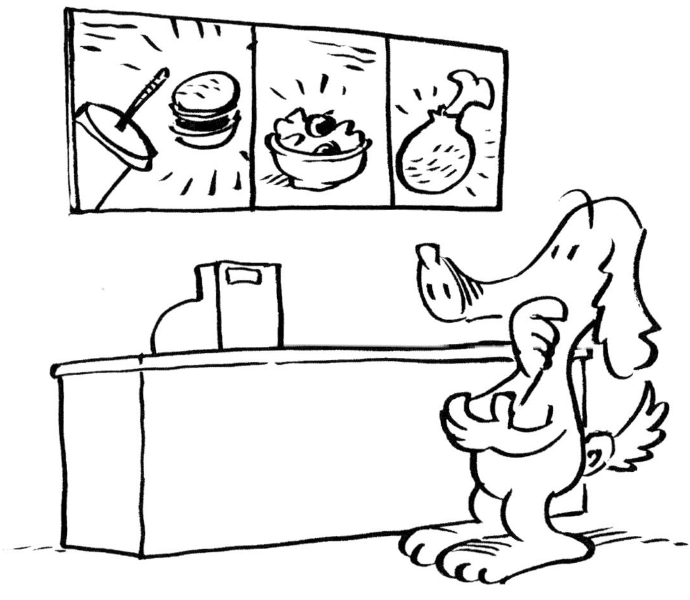

Auch im Restaurant und beim Fast Food: auf Kalorien, Fette und Kohlenhydrate achten!

88. Restaurant und Kantine

Ungemein praktisch ist es, wenn du außer Haus isst: In Restaurant und Kantine gibt es meist so ein reiches Angebot, dass du deine neue Ernährungsweise wunderbar einüben kannst! Natürlich solltest du nachfragen, wenn dir ein Gericht nicht ganz klar ist (»Woraus besteht diese Sauce?«, »Können Sie mir den Salat auch ohne Croûtons bringen?«, »Welches magere Fleisch können Sie mir empfehlen?«) und reklamieren, wenn dir etwas nicht passt. Lass auch mal etwas zurückgehen! Wenn die Portion zu groß ist oder die Beilage nicht stimmt, dann bleibt eben etwas auf dem Teller – soll der Kellner gucken, wie er will. Pass aber auf, dass du nicht allzu hungrig zum Essen gehst! Sonst drohen Fressfallen wie etwa der Brotkorb mit Kräuterbutter oder der verlockende Nachtisch ...

Vorsicht auch bei deftiger Hausmannskost und gutbürgerlicher Küche! Hier mischt man meist hemmungslos alle Nahrungsgruppen durcheinander – ohne Rücksicht auf Fett-, Kohlenhydrat- oder Kaloriengehalt: Braten mit Spätzle und Sauce, »Himmel und Äd« oder Schweinshaxe mit Knödeln. Also passt du ganz besonders auf – wie natürlich auch beim Fast Food: Nimm zum Hamburger lieber Salat und Cola light anstatt Pommes frites und Zucker-Cola! Iss dein Gyros lieber mit Salat auf dem Teller als im Brötchen zum Mitnehmen! Und verdrücke lieber nur eine kleine Pizza – dafür aber ebenfalls einen Salat ...

Internationale Küche:

Was ist was?

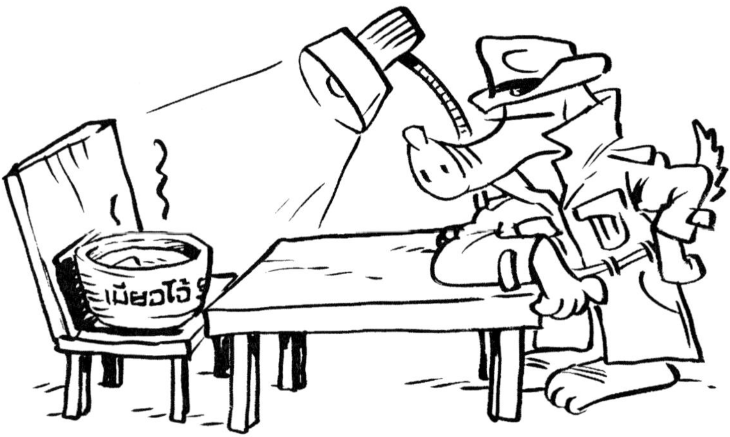

89. Multikulti-Küche

Andere Länder, andere Sitten – natürlich auch beim Essen: Wenn du also mal amerikanisch, chinesisch, französisch, griechisch, indisch, italienisch, japanisch, mexikanisch oder spanisch essen gehst, solltest du wissen, was da auf deinem Teller landet. Also frag einfach genau nach, was »Miso-Suppe«, »Tapas-Teller« oder »Saltimbocca alla romana« eigentlich bedeuten! Passen deren Zutaten und Zubereitung auch zu deinen Ernährungsplänen? Mit ein bisschen Know-how und Mitdenken kann man nämlich einige Fallen umgehen. Bist du beispielsweise beim Asiaten, sollte dir klar sein, dass beim Kochen häufig Glutamat verwendet wird, der Füllstoff Reis ein Kohlenhydrat ist und die Erdnuss-Sauce zu den Saté-Spießchen recht viele Kalorien enthält. Du siehst schon: Wissen macht schlank.

»Toll!«, freut sich Günter. »Das sind so viele gute Ideen, dass ich davon bestimmt einige ausprobiere. Ob mir aber alles schmecken wird, weiß ich noch nicht. Und ob es dann noch zum Abnehmen reicht, werden wir sehen ...« Moment, Herr Schweinehund, wir sind noch nicht fertig! Bevor es nämlich richtig losgeht, besprechen wir noch das Thema Bewegung und ein paar Gedanken zur inneren Einstellung und dem richtigen Verhalten. Erst danach heißt es wirklich: Pfunde runter!

Ausdauersport?

Bitte locker bleiben!

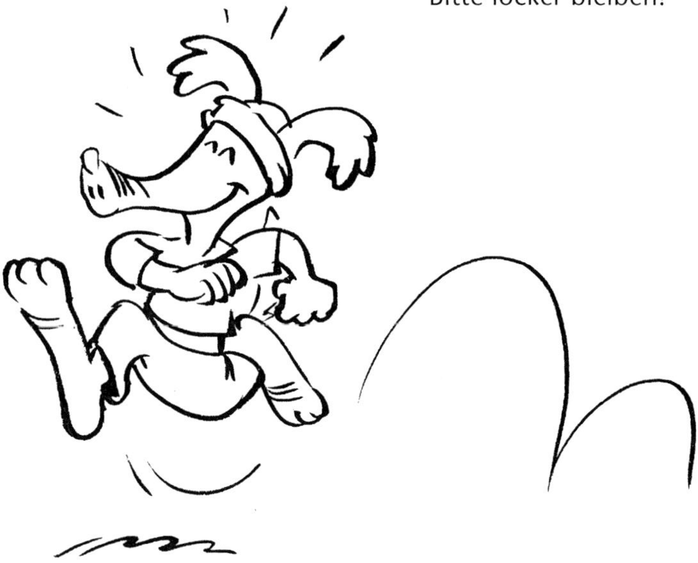

90. Lockerer Sport

Wie du weißt, gibt es zwei Möglichkeiten, abzunehmen: Entweder isst du weniger, als du verbrauchst, oder du verbrauchst mehr, als du isst. Und wenn du beides miteinander kombinierst, schmilzt dein Fett wie Butter in der Sonne! Also: Ein bisschen Sport macht dich schlank, fit, gesund und glücklich – denn ein gesunder Geist steckt in einem gesunden Körper! Und was könnte gesünder sein, als diesen Körper richtig zu benutzen?

»Ich weiß nicht …«, zögert Günter. Typisch Schweinehund! Er wittert Anstrengung, obwohl die meisten Sportarten weit weniger anstrengend sind, als man denkt. Zum Beispiel Ausdauersport: Beim Joggen, Radfahren, Walken oder Inline-Skaten solltest du dich nebenher locker unterhalten können, ohne aus der Puste zu geraten! Bei leichter regelmäßiger Bewegung verbrennen die Muskeln Fett nämlich besonders gut, und dein Gehirn kriegt eine Extra-Portion Sauerstoff ab. Wer sich dagegen überanstrengt, bekommt Heißhunger, Muskelkater, fühlt sich schlapp und hat keine Lust mehr aufs nächste Mal. Wenn Sport für dich also neu ist, dann übernimm dich nicht! Besser, du bewegst dich zunächst nur ein paar Minuten und machst großzügig Pausen, als dass du die Lust verlierst. Schließlich solltest du deine Ausdauer mindestens zweimal pro Woche trainieren – wenn es auch nur 20 Minuten sind …

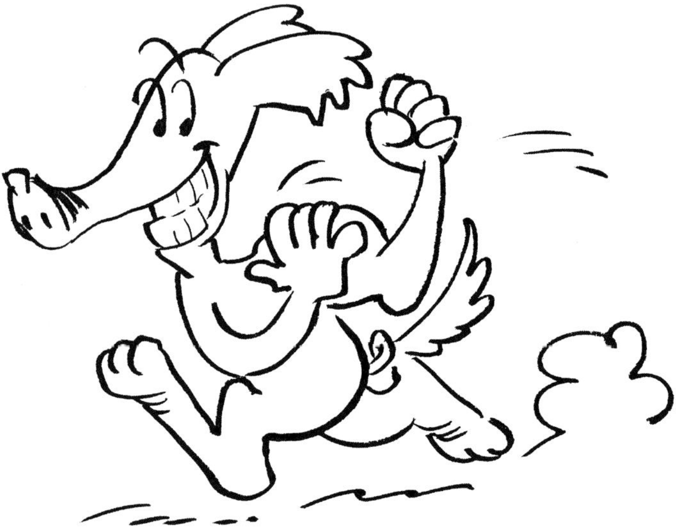

Ein bisschen Muckis
sollten schon sein:
Sie verbrennen Fett!

91. Ein bisschen Kraft muss sein

Schon nach ein paar lockeren Trainingseinheiten stellst du fest: Deine Leistung verbessert sich. Also darf es nun etwas anstrengender werden: länger, schneller, weiter – aber immer noch locker! Achte dabei auf deinen maximalen Trainingspuls: 180 minus Lebensalter. Bei 20-Jährigen darf er also maximal 160 betragen und bei 70-Jährigen 110 – optimal wäre eher ein bisschen weniger. Pumpt dein Herz also zu schnell, dann schalte einen Gang zurück.

Doch weil vor allem deine Muskeln Fett verbrennen, tut auch ein bisschen Krafttraining Not. Entweder gehst du dazu in ein Fitnessstudio oder du machst ein paar Übungen zu Hause. Natürlich sollst du kein Arnold Schwarzenegger werden – ein bisschen mehr Muskeln als vorher reichen meist schon. Denn wenn die Muckis kommen, geht das Fett ... Oder du kombinierst Ausdauer- und Kraftsport etwa beim Fußball-, Badminton- oder Volleyballspielen. Und wenn du partout keinen Sport treiben willst, dann kannst du mehr Bewegung immer noch in deinen Alltag einbauen: Nimm die Treppe statt des Aufzugs, parke dein Auto etwas weiter entfernt, fahr mit dem Fahrrad zur Arbeit, mach täglich einen Spaziergang oder schmeiß die Fernbedienung deines Fernsehers weg. So kommst du auch ohne Sport öfters in Schwung.

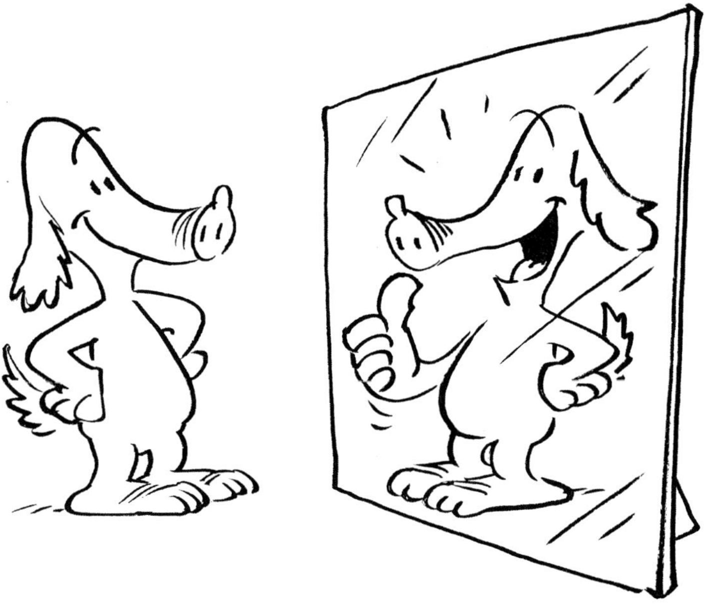

Mach dir in deinem inneren
Selbstgespräch Mut!

92. Das innere Selbstgespräch

»Schön und gut«, zögert Günter. »Aber was du bisher nicht geschafft hast, schaffst du in Zukunft bestimmt auch nicht!« Vorsicht, Falle: Die meisten Menschen sprechen ja in Gedanken mit sich selbst – oder besser gesagt: mit Günter. So kommentieren wir in einem inneren Selbstgespräch ständig, was uns passiert: »Steh auf, der Wecker klingelt!«, »Was kommt heute im Fernsehen?« oder »Spinnt dieser Autofahrer?«. Und je nachdem wie man in Gedanken mit sich (oder mit Günter) spricht, kann man entweder in Selbstzweifeln baden oder sich Mut machen: »Das schaffst du sowieso nicht!« oder »Dieses Mal klappt es bestimmt!«, »Dafür bist du zu dumm!« oder »Du brauchst nur noch ein paar Infos!«, »Das ist zu anstrengend!« oder »Wenn du einmal angefangen hast, geht es leichter!«. Kannst du dir vorstellen, welche Art von Selbstgespräch am ehesten zum Erfolg führt?

Also mach dich nicht fertig, indem du denkst: »Das bringt doch eh nix!«, »Bei dir ist sowieso alles zu spät!« oder »Einmal dick, immer dick!«. Denn wer sich sagt: »Das schaffe ich nicht!«, wird wahrscheinlich Recht behalten … Lieber soll Günter dir sagen, wie du zu Erfolg kommst! Denn deine Vergangenheit ist nicht deine Zukunft. Henry Ford hat einmal gesagt: »Es gibt mehr Leute, die kapitulieren, als solche, die scheitern.« Er hatte einen erstaunlich schlauen Schweinehund.

Werbung will
Günter Appetit
machen.

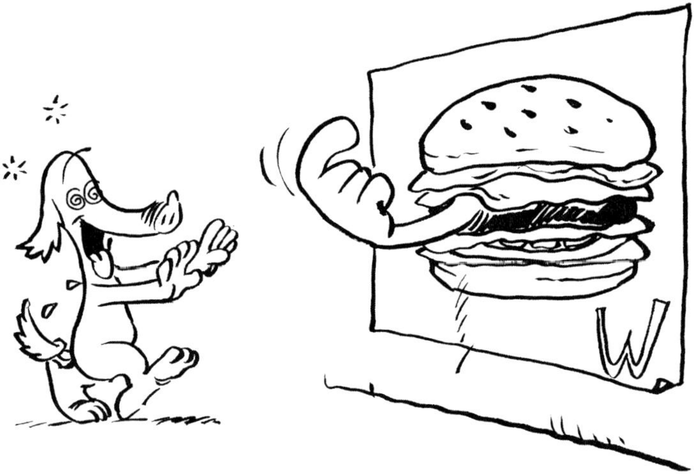

93. Die »liebe« Werbung

Häufig hat Günter ja Angst davor, auf etwas zu verzichten: »Gute Laune ohne Süßigkeiten? Unmöglich!«, »Familienausflug ohne Fast Food? Grausam!« oder »Fußball gucken ohne Bier? Schrecklich!«. Also versucht er, dich von Veränderungen abzuhalten, indem er dir einredet: »Schokolade ist gut für die Nerven!«, »Pommes frites schmecken den Kindern!« und »Ein Pils zum Fußball muss einfach sein!«. Nur wo hat Günter solche Ansichten her? Unter anderem von Vorbildern, die dich absichtlich zum Essen verführen wollen – wie zum Beispiel die Werbung!

Hast du dich auch schon mal gewundert, warum Models in der Schokoladenwerbung immer so schlank und glücklich aussehen, während die meisten Schokoverwerter eher dick und unglücklich anmuten? Oder weshalb Fast-Food-Ketten mit Bildern von glücklichen Familien werben, wo doch die meisten Besuche in Stress ausarten? Und warum kommt vor Fußballübertragungen eigentlich immer eine Bierwerbung im Fernsehen? Kann es sein, dass da jemand Günter manipulieren will, um an dein Geld zu kommen? Und wieso sind auf den Lebensmittelpackungen immer so schöne Bilder drauf? Weshalb weht der Duft frischer Brötchen durch den Supermarkt? Warum sind die Süßigkeiten an der Kasse immer so platziert, dass die lieben Kleinen sie sehen? Vielleicht sollte Günter doch etwas kritischer werden ...

Oft isst Günter aus Stress, Langeweile, Trauer oder Gewohnheit. Muss das sein?

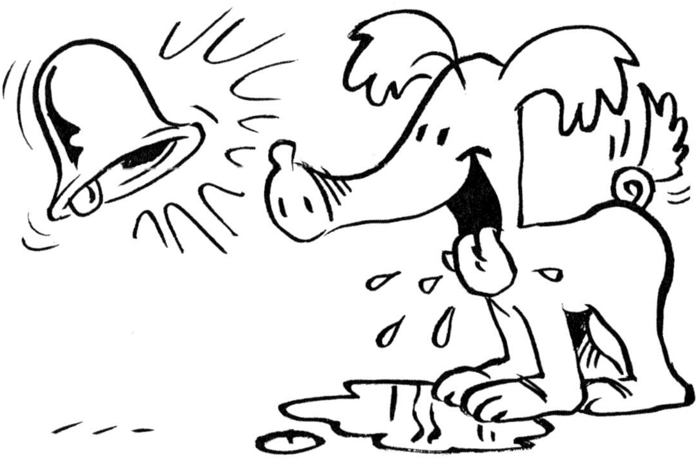

94. Konditionierte Gewohnheiten

Oft kommen Günters Vorbilder aber auch aus dem privaten Bereich: Vielleicht ist deine beste Freundin ja ebenfalls schokoladensüchtig, haben dir deine Eltern immer eingebläut: »Was auf den Teller kommt, wird gegessen!« oder sagt dein Partner im Urlaub »Wir haben bezahlt, jetzt greifen wir auch zu!«. Und schon futterst du die nächste Tafel, putzt auch den letzten Rest vom Teller und plünderst hemmungslos das Buffet! Etwas anders machen? »Unmöglich!«, meint Günter. Klar: Der innere Schweinehund ist ein Gewohnheitstier, und was Günter nicht kennt, das frisst er nicht. Nichts hasst er so sehr wie Veränderungen. (Und doch liebt er zum Glück alles Neue ...)

Manchmal ist Essen aber auch an bestimmte Situationen gekoppelt: Dann isst du etwa, wenn du Stress hast, traurig bist oder dir langweilig ist. Also macht dir Günter Appetit, sobald es mal unangenehm wird: Dann flüstert er dir sanft ein paar Vorwände ins Ohr, und obwohl du eigentlich weniger essen wolltest, greifst du hemmungslos zu – als »Nervennahrung«, zur »Belohnung« oder »Ablenkung«. Und Günter merkt sich erneut, dass Essen gegen Stress, Trauer oder Langeweile helfen soll ... Essen aus Hunger oder Energiemangel? Unwichtig!

Konzentriere dich auf dein
Ziel, schlank zu sein!

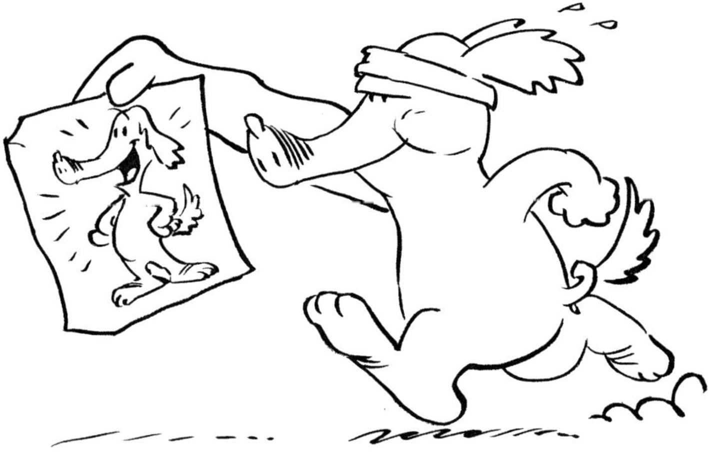

95. Ziele im Blick

Du siehst: Oft greifst du nur deswegen zu, weil dich Günter dazu verleitet! Wie bringst du ihn also dazu, sein Verhalten zu überdenken? Indem du ihm das Schlanksein schmackhaft machst! Manche Menschen sagen ja: »Ich will abnehmen!«, und ihr ahnungsloser innerer Schweinehund bekommt Angst vorm Verzicht. Dabei ist das Wort »abnehmen« völliger Blödsinn: Niemand will gerne abnehmen, sondern alle wollen schlank sein! Und warum? Weil sich Schlanke besser fühlen und besser aussehen als Dicke! Also stell dir doch bildhaft vor, wie blendend du aussiehst, wenn du schlank bist, wie gut du dich fühlen und wie stolz du dann auf dich sein wirst! Vielleicht hängst du ja überall ein paar alte Fotos auf, auf denen du noch schlanker warst – als Motivationsstütze. Oder du erzählst allen von deinen Schlankheitsplänen – als Erinnerungsstütze. Oder aber du schreibst »Schlank ist schön!« auf 100 Blätter und hängst sie überall in der Wohnung auf – als Werbung für Günter ...

Also, dicker Gewohnheits-Günter: Sollen weiterhin reifenähnliche Fettwulste über deinen Gürtel quellen? Soll dich jeder Schritt zum Schwabbeln bringen? Willst du in der U-Bahn bald zwei Sitze auf einmal brauchen, regelmäßig hautenge XXL-Shirts durchschwitzen und in öffentlichen Gebäuden nur noch mit dem Lastenaufzug fahren dürfen? Falls nein, willst du beim Schlankwerden sicher mithelfen ...

Entscheide dich,
und setze die
Entscheidung in die
Tat um!

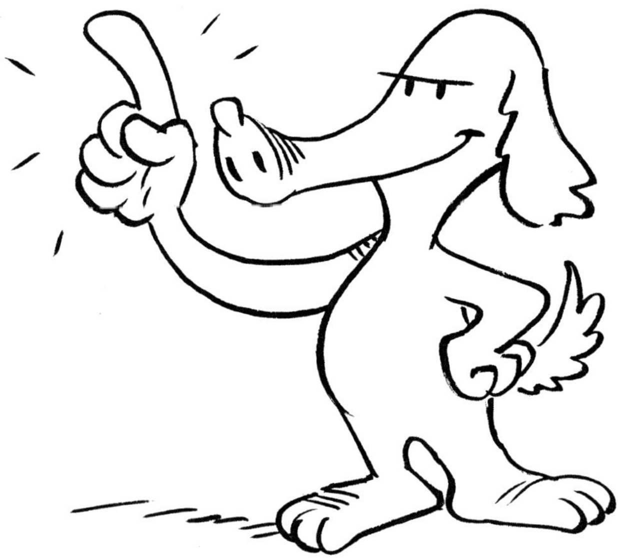

96. Entscheiden und tun

Möglicherweise ist sich Günter aber immer noch unsicher. Dann musst du eben systematisch vorgehen: Welche Vorteile hat das Dicksein? »Man kann seine alten Gewohnheiten beibehalten.« Und was bringt das? »Man ist schlapp, kränklich, verfressen und unzufrieden ...« Welche Vorteile hätte dagegen das Schlanksein? »Gesundheit, Stolz, Glück, Schönheit, Freiheit ...« Und welche Nachteile? »Man müsste ein paar Gewohnheiten verändern. Und man müsste abnehmen!« Und was würde man dafür aufgeben? »Schlapp, kränklich, verfressen und unglücklich zu sein ...«

Also worauf wartest du noch? Alles liegt klar vor dir, du brauchst dich nur noch zu entscheiden: Was willst du tun? So weitermachen wie bisher oder dein Leben in die eigene Hand nehmen? Wenn du dein Leben lieber selbst in die Hand nimmst: herzlichen Glückwunsch! Dann setze deine Entscheidung sofort in die Tat um – der Unterschied zwischen Erfolg und Misserfolg liegt schließlich im Handeln: Fange noch heute damit an, dich besser zu ernähren! (Wenn du nämlich zu lange damit wartest, wird Günter vergesslich ...)

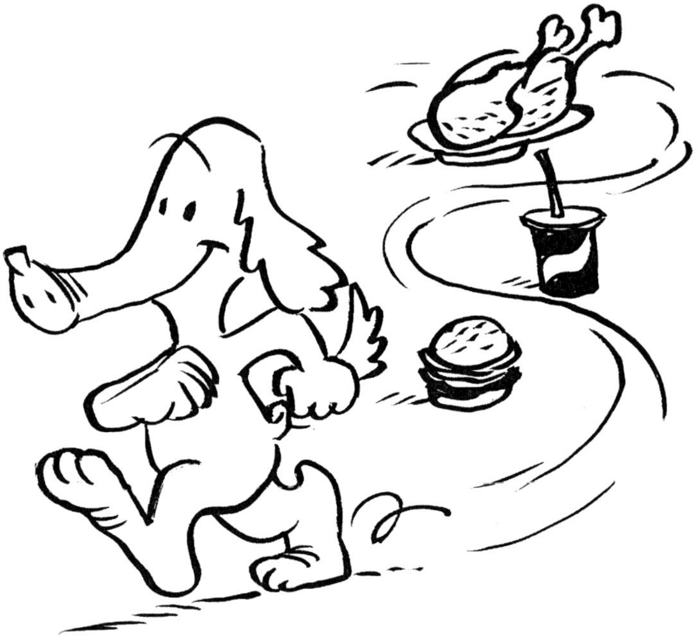

Lass deine alten
Gewohnheiten sein
und probier mal
was Neues aus!

97. Neues macht Spaß

Günter liebt Gewohnheiten. Aber ist Geschmack häufig nicht auch nur eine Gewohnheit? Schließlich verändert er sich immer wieder. Erinnere dich an deine Kindheit: Haben dir Oliven, Kaffee oder Sushi etwa schon damals geschmeckt? Wohl kaum! Manche Geschmäcker musstest du dir erst beibringen – durch Probieren und ständiges Wiederholen. Also lässt sich Geschmack trainieren! Und weil Günter Gewohnheiten leicht fallen, brauchst du dir nur ein paar neue Ess-Gewohnheiten anzueignen – und Günter wird es auf jeden Fall schmecken …

Ab sofort darfst du eine neue Welt erobern – neue Gewohnheiten, neue Geschmäcke und neue Gefühle! Was gibt es Spannenderes? Also leg deine langweiligen Ess-Automatismen ab: Probier neue Gerichte aus! Experimentier mit unterschiedlichen Geschmacksrichtungen! Sag öfter mal Nein und lass etwas auf dem Teller liegen! Oder frag dich vor jedem Essen erst: »Habe ich überhaupt Hunger?«. Hör bei Frust auch mal Musik, nimm ein Bad oder geh in den Garten zum Holzhacken, anstatt zu essen! (Und such dir Möglichkeiten, Stress und Frust zu reduzieren!) Oder warte nach dem Essen erst mal zehn Minuten ab, bevor du dir einen Nachschlag holst – Sättigung braucht eine Weile! Vielleicht putzt du dir nach dem Essen auch mal die Zähne – das unterbricht den Appetit ebenfalls! Bald schon werden deine Gewohnheiten immer flexibler und Günter immer schlauer.

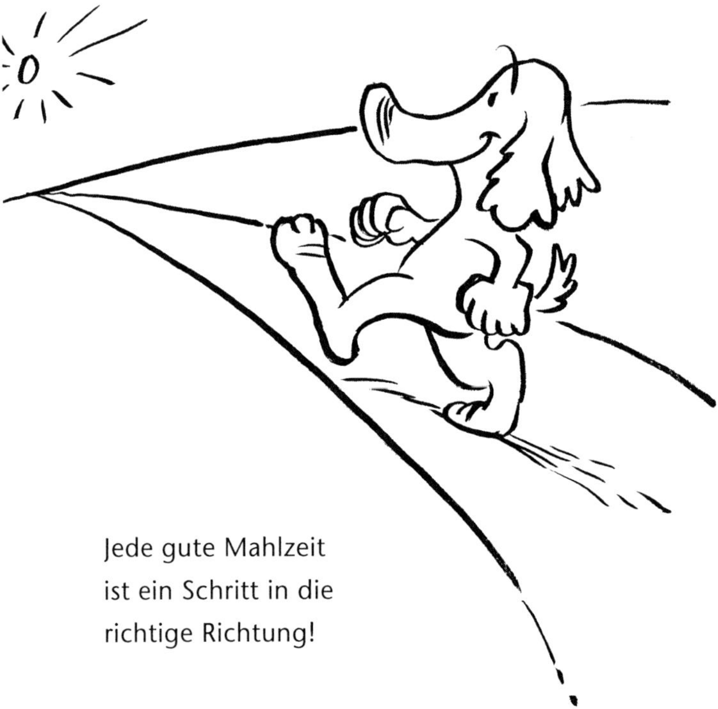

Jede gute Mahlzeit
ist ein Schritt in die
richtige Richtung!

98. Der Weg ist das Ziel

Dein Hauptziel ist es also, Schritt für Schritt die richtigen Essgewohnheiten einzuüben. Dein Übergewicht? Vergiss es! Denn wenn du richtig isst, verschwindet es bald ganz von alleine (das hier ist ja auch kein Diätbuch, sondern ein Ernährungsbuch). Dann wird jede Mahlzeit zu einem kleinen Schritt in Richtung Schlanksein und jede Ernährungsverbesserung ein Gesundheitserfolg, den du feiern darfst. Apropos feiern: Lob dich für jedes gesunde Essen auch ruhig selbst (»Das machst du wirklich gut!«) und lob Günter für seine fleißige Mithilfe: »Braver Schweinehund!« Denn obwohl die Veränderung nur langsam abläuft, seid ihr auf dem richtigen Weg – und der ist schließlich das Ziel! Ach ja, und stell dich mal ab und zu auf die Waage! Dann kannst du besser verfolgen, wie dein Fett verschwindet ...

Bald werden dir deine neuen Essgewohnheiten immer vertrauter vorkommen und leichter fallen. Dann hast du dich ans gesunde Essen gewöhnt, ohne das ungesunde je vermisst zu haben. Gratulation: Sei stolz auf dich!

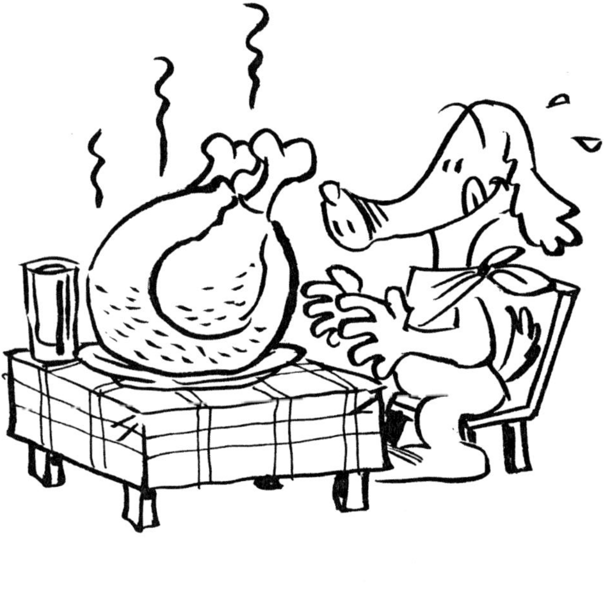

Wenn du hauptsächlich das Richtige isst,
darf es auch ruhig mal das Falsche sein …

99. Ausnahmen erlaubt

»Aber was ist, wenn das Lieblingsgericht nicht zum Diätplan passt?«, fragt Günter nun. »Darf man es dann nie wieder essen?« Quatsch! Denn wenn man hauptsächlich das Richtige isst, darf es zwischendurch ruhig mal das Falsche sein. Also verbiete dir nichts, sondern kontrolliere dein Essen flexibel! Wenn du mal zu viel und falsch gegessen hast, dann iss eben eine Weile weniger und besser. Also egal ob Bier, Pommes frites, Schweinebraten oder Schokoriegel – solange sie Ausnahmen sind, lass sie dir schmecken!

Gefährlich wird es nur, wenn sich die Ausnahmen häufen und zur Regel werden. Denn dann dreht Günter deine neuen Gewohnheiten wieder um ... In diesem Fall: Denk nicht »Jetzt ist sowieso alles egal!«, sondern steuere dagegen! Du weißt ja: »Nobody is perfect«, und es gibt keine Misserfolge, sondern nur Ergebnisse. Wenn dir also ein Ergebnis nicht passt, dann verändere dein Verhalten so, dass wieder ein Erfolg herauskommt! Unterm Strich entscheidet nur die Bilanz, wohin sich dein Gewicht entwickelt ... Also betrachte deine neue Ernährung einfach als langfristig! Dann hast du von Ausrutschern nichts zu befürchten, sondern siehst in ihnen Zeichen deiner Freiheit. Außerdem: Dick wird man nicht zwischen Weihnachten und Neujahr, sondern zwischen Neujahr und Weihnachten ...

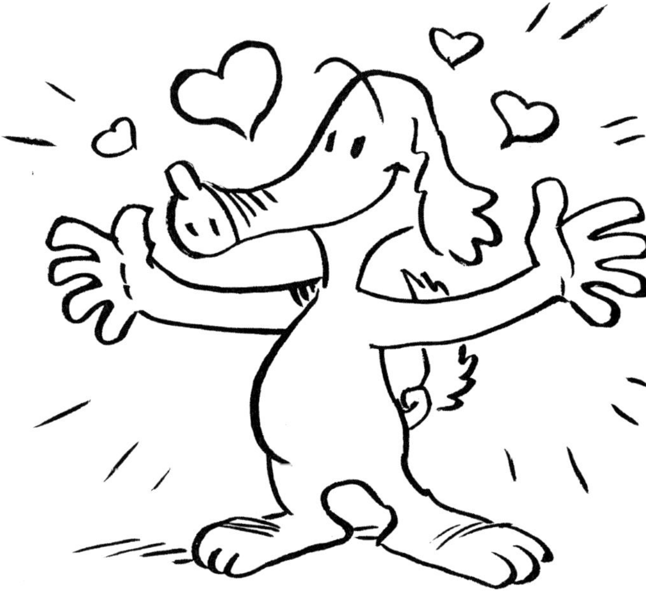

Endlich weiß Günter Bescheid.
Jetzt ist er wirklich dein bester Freund.

100. Günter rank und schlank

Das ist Günter. Günter ist dein innerer Schweinehund. Er lebt in deinem Kopf und bewahrt dich vor allem Übel dieser Welt. Immer, wenn du etwas Neues lernen willst oder dich mal anstrengen musst, ist Günter zur Stelle: »Lass mich helfen!«, sagt er dann oder »Das wird prima!«, freut er sich. Damit will er dich, so gut er kann, unterstützen. Ist das nicht nett von ihm?

Günter gibt dir also den ganzen Tag lang gute Ratschläge: »Runter vom Sofa, beweg dich mal wieder!« oder »Iss einen Salat, der schmeckt so lecker!«. Auf diese Weise hilft dir Günter, bewusst zu essen und dein Leben zu genießen. Er liebt schlaue Mischkost, Ballaststoffe und viel Wasser, und du bleibst rank und schlank – ganz ohne Kalorien zu zählen. Und obwohl du jahrelang einen Fettpanzer gegen Frust und Misserfolg mit dir herumgeschleppt hast, fühlst du dich nun rundum wohl, glücklich und ausgeglichen – schließlich bist du dir endlich selbst ein guter Freund. Abrakadabra!

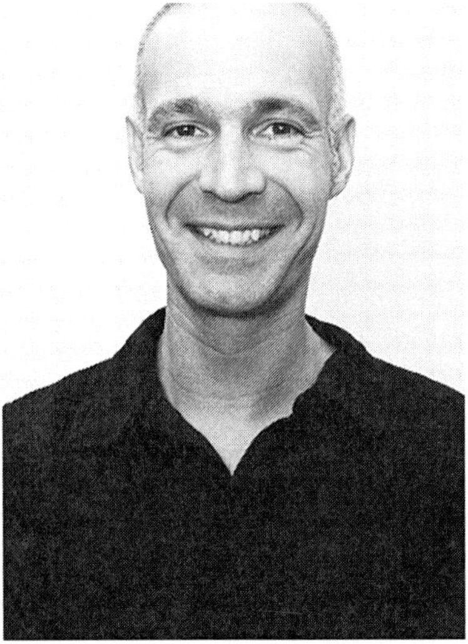

Der Autor

Dr. med. Stefan Frädrich (www.stefan-fraedrich.de) ist Autor, Trainer und Coach. Er sitzt im Expertenrat der Mentor-Stiftung und ist gern gesehener Gast in den Medien – unter anderem als Gesundheitscoach im Fernsehen. Außerdem tritt Stefan Frädrich gelegentlich als Schauspieler und Moderator auf.
Stefan Frädrich studierte Medizin, promovierte mit einer forensisch-psychiatrischen Arbeit und war Arzt in der Uni-Psychiatrie. Dann bildete er sich zum Betriebswirt (IHK) weiter und war in der Geschäftsführung eines mittelständischen Betriebes tätig. Seine Lieblingsthemen sind Kommunikation, Management, angewandte Psychologie und Motivation.

Das Didaktik-Konzept von »Günter, der innere Schweinehund« setzt Stefan Frädrich auch in seinen Seminaren um. Seine Firmen »Luftfabrik« und »Pigdog« (www.nichtraucher-in-5-stunden.de) führen im gesamten deutschsprachigen Raum sehr erfolgreich Nichtraucherseminare durch. Und weil Günter ein so erfolgreicher Schweinehund ist, gibt es nun endlich auch eine eigene Günter-Kollektion (www.guenter-antwortet.de).

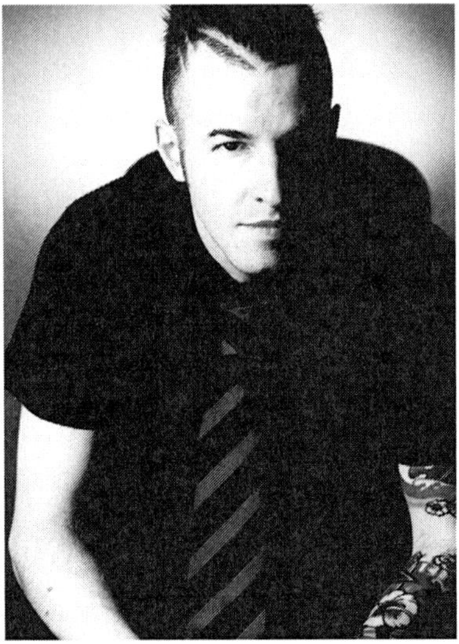

Der Illustrator

Timo Wuerz ist freier Designer, Illustrator und Künstler (www.timowuerz.com).

Seinen ersten Clown malte er schon mit knapp zwei Jahren, und seit seiner ersten Ausstellung mit zarten 14 Jahren feiert er erstaunlich vielseitige Erfolge: über ein Dutzend Comics und Kinderbücher, weltweit Aufträge für Architektur, Briefmarken, CD-Cover, Corporate Design, Filme, Magazinillustrationen, Poster und Spielzeug sowie die Gestaltung von Themenparkattraktionen. Die Arbeiten von Timo Wuerz sind mittlerweile in mehreren Museen (u.a. San Francisco Museum of Modern Art) zu sehen. Und er macht noch immer alles, was für ihn neu ist und sein Interesse weckt.

Buchtipps

Atkins, Robert C.: Die neue Atkins-Diät. Goldmann, 2004

Barham, Peter: Die letzten Geheimnisse der Kochkunst. Hintergründe, Rezepte, Experimente. Berlin, Heidelberg, New York, Hongkong, London, Mailand, Paris, Tokio: Springer, 2001

Frädrich, Stefan: Günter, der innere Schweinehund. Ein tierisches Motivationsbuch. Offenbach: GABAL, 2004

Frädrich, Stefan: Luft! Ganz einfach Nichtraucher. München: Droemer-Knaur, 2004

Frädrich, Stefan: Günter lernt verkaufen. Ein tierisches Businessbuch. Offenbach: GABAL, 2005

Frädrich, Stefan: Günter, der innere Schweinehund, für Schüler. Ein tierisches Motivationsbuch. Offenbach: GABAL, 2006

Gesenhues, Stefan & Ziesché, Rainer: Praxisleitfaden Allgemeinmedizin. München, Jena: Urban & Fischer, 2003

Hamm, Michael & Bohlmann, Friedrich: Die Ideal-Diät. München: Gräfe und Unzer, 2004

Kunz, Martin: Satt und schlank mit der Volumetrics-Diät. München: Gräfe und Unzer, 2005

Mangiameli, Franka & Worm, Nicolai: LOGI Guide. Lünen: Systemed, 2004

Montignac, Michel: Essen gehen und dabei abnehmen. München: Deutscher Taschenbuch Verlag, 1995

Silbernagl, Stefan & Despopoulos, Agamemnon: Taschenatlas der Physiologie. Stuttgart, New York: Thieme, 1979, 2003

Test-Spezial: 90 Diäten für Sie bewertet. Berlin: Stiftung Warentest, 2005

Worm, Nicolai: Syndrom X oder Ein Mammut auf dem Teller. Lünen: Systemed, 2002

Worm, Nicolai & Muliar, Doris: Low Carb. Die Ernährungsrevolution. So essen Sie sich schlank. München: Gräfe und Unzer, 2004

GABAL
GÜNTER, der innere Schweinehund

Tierische Motivationsratgeber für alle Lebenslagen

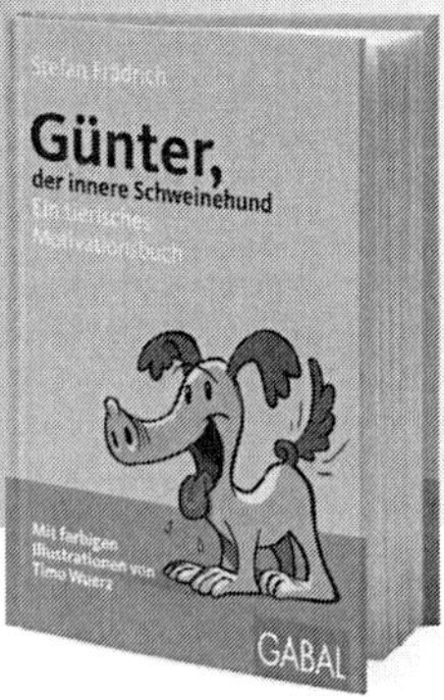

ISBN 978-3-86936-589-3

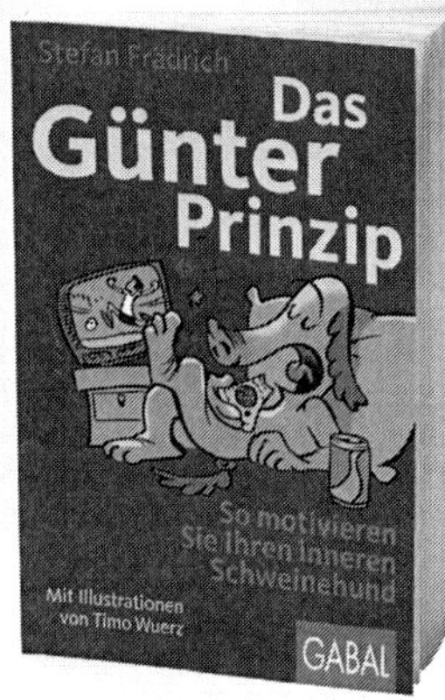

ISBN 978-3-86936-169-7

1 Million verkaufte Günter-Bücher weltweit

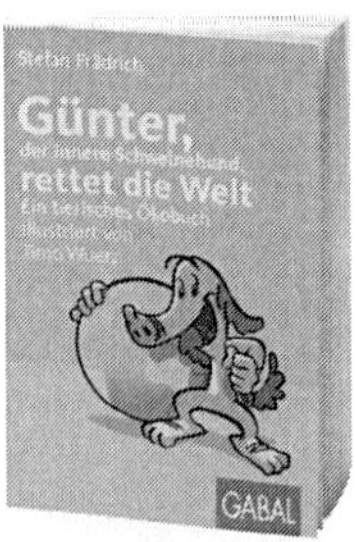

ISBN 978-3-96739-054-4

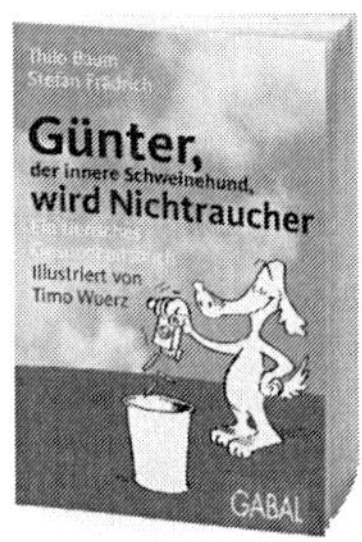

ISBN 978-3-89749-625-5

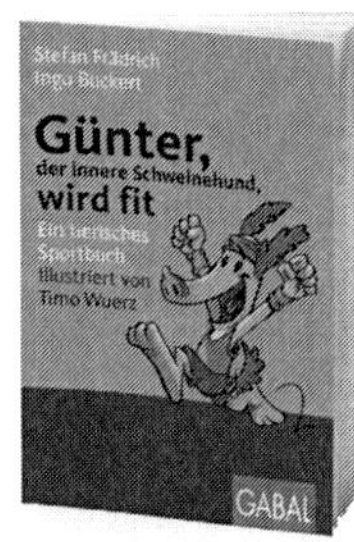

ISBN 978-3-89749-853-2

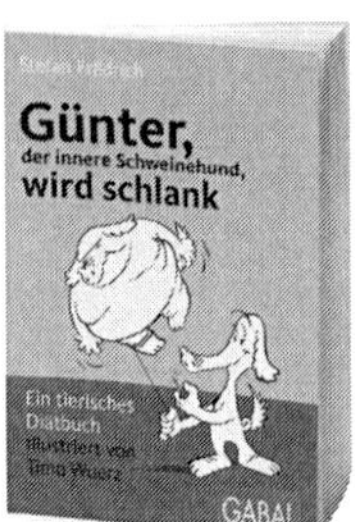

ISBN 978-3-89749-584-5

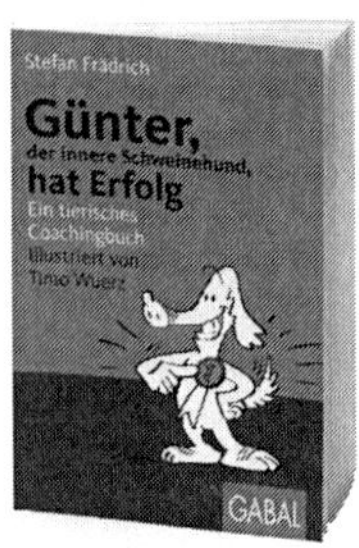

ISBN 978-3-89749-731-3

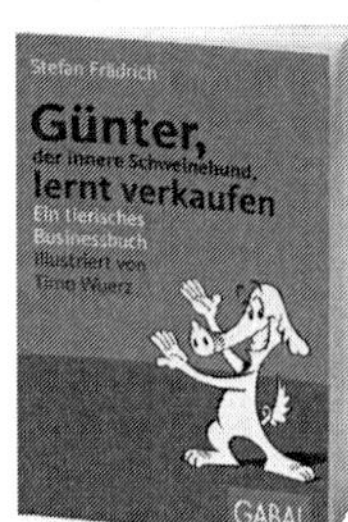

ISBN 978-3-89749-501-2

Alle Titel auch als **E-Book** und **mp3-Download** erhältlich.
Eine Übersicht aller Günter-Bücher finden Sie auf **www.gabal-verlag.de**!

VOM WISSEN INS UMSETZEN!

GLEICH WEITERLESEN?

Expertentipps aus der **Coachingpraxis** und Lifehacks für Ihren **persönlichen Erfolg** – entdecken Sie Bücher, die Ihr Leben leichter, besser und schöner machen.

Scannen Sie den QR-Code und finden Sie in den **Leseproben** Inspiration für Ihre **persönliche Entwicklung**. Ihr Lieblingsbuch bestellen Sie anschließend mit einem Klick beim Shop Ihrer Wahl!

gabal-verlag.de
gabal-magazin.de

DIE COVEY-BIBLIOTHEK: DER SCHLÜSSEL ZU DEINEM PERSÖNLICHEN ERFOLG

GLEICH WEITERLESEN?

Entdecke noch mehr **Tipps, Tricks und Praxis-Hacks** für ein erfolgreiches, glückliches Leben. Scanne den QR-Code – und schon kommst du zu unserer **Covey-Bibliothek**.

Hier warten spannende **Leseproben** zu den Themen **Erfolg, Persönlichkeitsentwicklung** und **Besser leben** auf dich. Finde dein Wunschbuch und bestelle es ganz bequem mit nur einem Klick.

gabal-verlag.de
gabal-magazin.de

GABAL

UNSERE NEWSLETTER

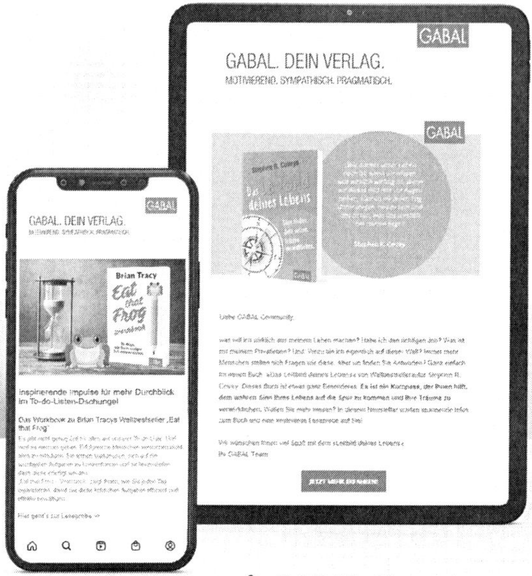

→ GABAL Newsletter

- **Ihr Navigator durch Themen, Trends und News aus Wirtschaft, Business & Karriere sowie persönliche Weiterentwicklung**
- **Jeden Monat aktuelle Neuigkeiten aus dem Verlag direkt in Ihr Postfach**

Melden Sie sich an unter
www.gabal-verlag.de/newsletter!*

→ Leseprobenservice

- **Spannende Einblicke in unsere neuen Bücher**
- **Jeden Monat ausgewählte Leseproben direkt in Ihr Postfach**

Melden Sie sich an unter
leseprobe@gabal-verlag.de!

Alle Newsletter sind kostenfrei
und jederzeit kündbar!

***Gleich QR-Code scannen und kostenfrei anmelden!**

GABAL

WISSEN TEILEN – MENSCHEN VERNETZEN

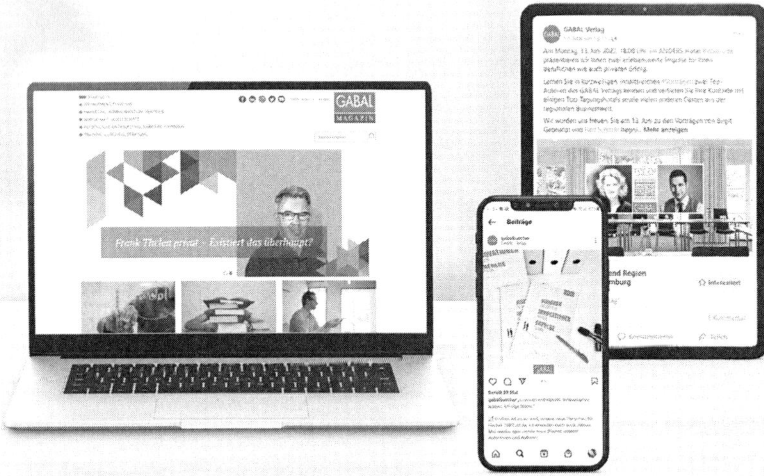

→ Im GABAL MAGAZIN

Aktuelle Themen und Trends aus Wirtschaft, Business & Karriere sowie persönliche Weiterentwicklung

→ Auf Social Media

Alle Infos rund um unsere neuen Bücher und unsere AutorInnen sowie spannende Einblicke in das Verlagsleben

Schauen Sie vorbei!
www.gabal-magazin.de

Folgen Sie uns auf unseren Social-Media-Kanälen!